고혈압은 병이 아니다

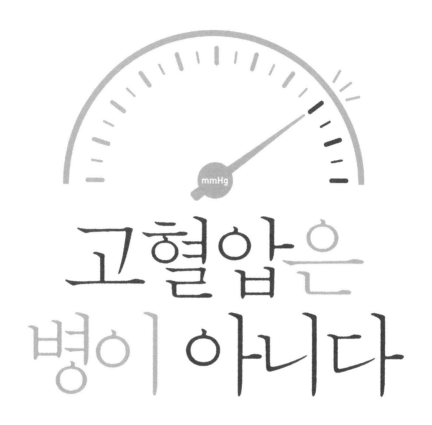

고혈압은 병이 아니다

마쓰모토 미쓰마사 지음 · 서승철 옮김

당신이 몰랐던 고혈압의 충격적 진실

에디터
editor

지금 당장
혈압약을 끊어라!

"이제 혈압약을 끊으시죠."

사실 의사인 저도 고혈압이 있는 분들에게 이 말을 하기까지는 많이 주저했습니다. 저 역시 오랫동안 혈압약을 먹다가 끊으면 큰일 나는 것으로 알고 있었기 때문입니다. 그리고 혈압약을 먹던 환자들도 마찬가지로 걱정을 합니다. 심지어 공포 수준에 가까운 반응을 보이는 분들도 있습니다. 그러면서 "주변에 누가 말하기를 어떤 사람이 혈압약을 3일간 안 먹었더니 뇌졸중이 와서 쓰러졌다"는 이야기도 덧붙입니다.

실제로 의과대학에서 질병을 배울 때 고혈압에 대해 '원인을 모른다'라고 배웠습니다. 또 약을 먹다 끊으면 어떻게 될지에 대해서도 배운 적이 없었습니다. 그런 상황에서 환자에게 혈압약을 끊게 했다가 혹시라도 잘못되면 제가 모든 책임을 져야 하는 상황이 되는 것입니다. 그런 까닭에 약을 끊자고 선뜻 말하기가 힘들었던 것이었습니다.

하지만 이런 갈등 속에서도 혈압약을 끊어보자고 해야 했던 이유가 있었습니다. 우리 몸에서 일어나는 일들이 나름대로 목적을 가지고 움직인다는 것을 알았기 때문입니다. 심지어 약은 우리 몸의 회복 반응을 억압하는 것들이라는 사실을 깨달았기 때문입니다. 그래서 매 식사 후에 한 주먹씩 약을 먹고 있는 환자들에게 약을 줄이게 했습니다. 더 나아가 모든 약을 끊게 하면서 변화를 관찰해보았습니다. 정말로 우리가 알고 있는 것처럼 병이 더 악화되어 환자가 쓰러지는지 말입니다. 그러나 제 경험상 그런 환자는 없었습니다. 오히려 예전보다 훨씬 회복이 빨라지고 기력을 되찾는 모습을 더 많이 보게 된 것입니다. 무엇이 잘못된 것일까요?

이 책을 읽는 동안은 그동안의 제 경험과 중첩되는 시간이었습니다. 그리고 진료실에서 환자들을 마주하면서 고민하는 노(老)의사의 진심을 만날 수 있었습니다. 이 책은 우리가 흔히 상식으로 알고 있던 생각들이 잘못되어 있었다는 것을 지적합니다. 다행히도 최근 들어 이러한 문제 제기가 자주 언급되는 현상을 보게 됩니다. 아마 현대 의학의 대증 치료를 하던 의사들이 한계를 느끼면서 치료에 대한 인식이 바뀌었기 때문일 것입니다. 더불어 의료를 소비하는 환자들의 각성도 한몫을 하고 있겠지요.

대증 치료는 질병의 근본적인 원인을 고치는 것이 아닙니다. 그저 겉으로 나타나는 현상에 대해서만 일시적으로 완화하거나 억압하는 치료입니다. 이러한 치료 방법은 빠른 효과 때문에 많은 환자들이 현대 의학에 의존하게 됩니다. 그러나 대증요법은 인간의 생리를 무시한 것들이 대부분입니다. 우리 몸이 일으키는 변화와 증상은 모두 이유가 있습니다. 그러나 현대 의학은 이러한 이유에 대해서는 관심이 없을뿐더러 철저히 무시하고 있습니다. 또한 모든 사람들을 똑같은 기준과 수치로, 그리고 똑같은 모습으로 만드는 것이 올바른 치료라고 잘못 믿고 있습니다.

이 책은 고혈압을 가장 흔한 질병으로 부각시킨 과정을 역사적 사건들을 통해 드러내고 있습니다. 저 또한 이런 과정이 있었다는 이야기를 들어왔지만 이 책을 통해 정확한 사실을 알게 되었을 때 놀라지 않을 수 없었습니다. 이러한 사실들은 우리가 갖고 있는 '의학적 지식'에 대한 믿음이 실은 누군가의 불량하게 계획된 의도일 수 있다는 의심을 갖게 합니다. 이 은밀한 거래를 확신하게 만드는 자료들을 제시하면서 저자는 독자들이 고혈압에 대한 오해를 풀고 안심하기를 바라고 있습니다.

　저 역시 진료실에 오시는 환자분들에게 혈압약 복용을 중단해야한다고 말합니다. 그러나 제 말을 믿고 바로 약을 끊는 분들은 그리 많지 않습니다. 약을 중단하면 곧바로 쓰러질 거라고 믿기 때문입니다. 약을 복용하면 잠시 증상을 완화시키거나 위안을 줄 수 있을지 모릅니다. 하지만 약물 복용으로 인한 또 다른 증상들을 야기하게 됩니다. 혈액 순환에 문제가 생기는 것입니다. 진료실에 찾아오는 분들 가운데 다리에 쥐가 자주 난다거나, 손이 저리다고 호소하시는 분들에게 혈압약 복용 여부를 먼저 물어봅니다. 왜냐하면 혈압약을 먹어서 생기는 증상일 경우가 많기 때문입니다. 이런 경우 혈압약을 줄이거나 끊는 것만으로도 증상이 사라지는 사례가 많습니다. 더 큰 질병이 생기는 것을 막으려고 먹어온 약 때문에 도리어 괴로운 증상이 생긴 것입니다. 이처럼 장기간의 혈압약 복용은 더 심각한 문제로 이어질 것이 불 보듯 뻔합니다.

　이 책에서도 고혈압은 증상 없이 나타나는 것임에도 불구하고 고혈압증이라 부르는 것은 잘못이라고 지적합니다. 인간의 혈압은 수시로 변하는 것이고, 그 이유는 내가 살아가기 위한 내 몸의 변화일

고혈압은 병이 아니다

뿐이라고 이야기합니다. 더불어 이러한 변화뿐만 아니라 다른 증상들 역시 모두 나를 살리기 위해 나타난다는 것도 밝히고 있습니다. 우리는 이제 이 사실을 믿어야 합니다. 우리 몸의 변화는 모두 합목적적이기 때문에 이를 억압하는 것은 올바른 치료가 아니라는 점도 강조하고 있습니다. 정말 이 부분에서는 경험 많은 의사의 통찰력이 보입니다.

이 책을 읽는 독자분들 중에서도 매일 혈압약을 드시는 분들이 많을 것입니다. 그러나 이제부터라도 생각을 바꾸어야 합니다. 매일 아침마다 또는 수시로 혈압을 재고 있다면 당장 중단해야 합니다. 왜냐하면 매일 혈압을 재는 것은 건강을 지키는 게 아니라 병을 만드는 일이기 때문입니다. 대신 왜 혈압이 올라가는지 자신의 생활과 몸의 문제를 살펴보고 변화시키는 것이 필요합니다. 집 안에 하나씩 가지고 있는 혈압계를 버리십시오. 고혈압은 병이 아니라 내 몸을 지키기 위한 변화일 뿐입니다. 부디 이 책을 통해 올바른 건강 정보가 전파되어 약을 버리고 건강을 회복하는 사람들이 많아지기를 기대합니다.

신우섭(오뚝이의원 원장, 《의사의 반란》 저자)

혈압을 무시하면
질병에서 자유로워질 수 있다

필자는 여러분에게 깜짝 놀랄 만한 사실 하나를 들려주려 한다. 부디 쇼크 받지 않도록 마음을 다잡고 들어주기 바란다.

"고혈압은 전혀 걱정할 게 못 됩니다. 그냥 내버려두십시오."

이 말은 결코 독자의 호기심을 자극해 관심을 사려는 것이 아니다. 소신을 가지고 자신 있게 하는 말이다.

그러나 여러분은 힘주어 이렇게 반박할 것이다.

"그게 대체 무슨 말이오! 고혈압은 뇌졸중이나 심장병 발생 위험을 크게 높이는 병이잖소. 둘 다 죽음에 이르는 무서운 병 아니오?"

하지만 나는 이렇게 대답하겠다.

"아닙니다. 수축기 혈압이 200을 넘는 심한 경우 외에는 아무 문제 없습니다. 전혀 걱정할 필요가 없는 거죠."

"아니, 의사라는 양반이 지금 제정신이오? 고혈압이 무섭다는 건 세 살 먹은 어린애도 다 아는 상식 아니오!"

"상식이라도 잘못된 상식이 아주 많습니다. BCG는 얼마 전까지만 해도 결핵 예방에 효과가 있다고 알려졌지만 지금은 성인을 대상으로 할 때에는 전혀 효과가 없는 것으로 결론 난 상태입니다. 그리고 실제로 미국이나 독일에서는 더 이상 BCG 접종을 하지 않습니다. 고혈압이 위험하다는 것도 이와 마찬가지로 잘못된 상식입니다."

일본에서 환자 수만 대략 5500만 명.(2011년 〈국민 건강·영양 조사〉) 얼토당토않은 수치의 '고혈압증'은 가히 국민병이라고 할 만하다. 성인으로 치면 세 명 중 한 명꼴로 고혈압을 앓고 있는 셈이다.

상식적으로 과연 그럴 수 있을까?

그 말은 너나 할 것 없이 '환자'라는 의미인데, 정작 본인은 아픈 곳 하나 없이 건강하다. 단지 혈압이 기준치보다 높을 뿐이다.

딱 잘라 말하면 고혈압은 병이 아니다. 약간 신경 쓰이는 정도의 혈압이 큰 병을 일으킬 가능성은 제로에 가깝다.

이것이 40년 이상, 줄잡아 10만 명을 진찰한 끝에 내린 필자의 결론이다. '고혈압'이 국민병이라는 것은 새빨간 거짓말이다.

그렇다면 왜 이런 거짓말이 세간에 퍼져 수많은 사람을 '환자'로 만들어버린 것일까?

제약회사와 어용학자, 행정 기관이 모두 한통속이 되어 캠페인을 벌이며 '고혈압 위험론'을 퍼뜨렸기 때문이다.

필자는 '고혈압증'이야말로 제약회사의 이익 때문에 만들어진 허구의 병이라고 생각한다.

이 책에서 밝히겠지만, 수많은 의료 행위 중에서 혈압만큼 거짓투성이인 분야도 없다. 실제로 이 분야는 '거짓의 보고(寶庫)'인 셈이다.

혈압은 신경 쓰지 않는 편이 좋다. 아니, 오히려 신경을 써서는 안 된다. 혈압에 신경 쓰는 행위 자체가 스트레스이고, 그런 부정적인 생각이 되레 많은 병을 불러일으킨다. 암이나 뇌졸중, 심장병의 최대 원인이 스트레스라는 사실은 새삼 말할 필요조차 없다.

"병은 마음에서 온다"는 말이 있다. 또 "바보는 암에 걸리지 않는다"는 말도 있다. 모두 사실이다.

스포츠센터나 시민회관 등에 놓여 있는 혈압 측정기에는 재미 삼아서라도 팔을 넣지 말자. 만약 당신이 가정용 혈압 측정기를 가지고 있다면, 지금 당장 내다 버려라.

그런 측정기는 당신의 마음을 어둡게 하고 질병으로 이끌 뿐이다. 혈압약 복용은 더더욱 안 된다. 물론 혈압이 200을 넘는 극단적인 경우나 심장에 지병이 있는 경우는 예외다.

이 세상에는 아주 많은 건강법이 있다. 그러나 대부분 식사에 세심한 주의를 기울여야 하고, 운동에도 신경 써야 하는 등 번거롭기 짝이 없다.

하지만 필자가 제시하는 고혈압 대처법은 아주 간단하다.

내버려두라. 이게 전부다.

필자는 학생 시절에 나카무라 덴푸(中村天風, 사상가, 실업가. 덴푸회를 창시하여 '생명의 힘'을 최대한 발휘하는 '심신통일법'이라는 이론과 실천론을 전파한 것으로 유명하다-옮긴이)의 가르침을 받았다. 덴푸는 일본에서 처음 요가를 수행한 사람으로 알려진 동양사상가다. 필자의 의료에 대한 철학은 덴푸의 영향이 크다. 덴푸는 결핵에 걸렸던 자신의 경험을 통해 자연치유력을 높이는 긍정적 사고를 설파했다. 부정적 사고는 자연치유력을 해친다.

덴푸는 이렇게 말했다.

"인간은 강하다. 자연치유력을 믿어라. 약은 먹지 않는 것이 좋다. 평상심만 있다면 생명의 힘은 끊임없이 솟는다."

고혈압은 병이 아니다

무슨 일이든 긍정적 사고가 중요하다. 이런 말을 하면 대부분 알 아듣는다. 또 실제로 이를 실천하면서 즐거운 인생을 사는 사람도 많다. 하지만 그런 사람조차도 건강 이야기만 나오면 즉시 부정적 사고로 바뀌고 만다. 그 가장 좋은 예가 바로 혈압이다.

　혈압 걱정에서 자유로워지면 몸도 마음도 건강해진다.

　건강 진단 결과, 혈압이 높다는 말을 듣고 걱정이 태산 같던 당신 이 이 책을 끝까지 읽는다면, 분명히 환한 웃음을 지으며 질병과는 거리가 먼 사람이 될 것이다.

　　　　　　　　　　　　　　　　　　　　마쓰모토 미쓰마사

제1장 | '고혈압증'이라는 이름의 사기 상술

제2장 | 뇌경색은 의사가 조장한다

제3장 | 혈압 측정, 절대로 하지 마라

제4장 | 부정적 사고는 만병의 근원

제5장ㅣ스트레스만큼 무서운 것은 없다

제1장

'고혈압증'이라는 이름의
사기 상술

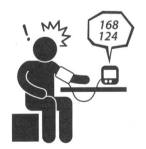

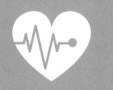

8년 동안 50이나
낮춰진 기준치

고혈압 기준치가 불과 8년 사이에 50mmHg(밀리미터 수은주)나 낮춰졌다. 정말일까? 독자들은 의심하지 않을 수 없을 것이다.

그러나 필자는 과장하지도 않았고, 거짓말을 한 것도 아니다.

2000년까지의 고혈압 기준치는 수축기 180mmHg였다. 그런데 이것이 점점 낮춰져 2008년에는 130mmHg가 되었다.

따라서 지금 누군가 130을 넘었다면 그 사람은 '고혈압증'으로 분류된다. '환자'가 되어 의사로부터 일상생활에 대한 지도를 받고 혈압약(혈압을 낮추는 약)을 처방받게 된다.

그렇다면 고혈압 기준치는 무슨 이유로 그 짧은 기간에 이처럼 크게 낮춰진 것일까? 혹시 2000년을 전후로 해서 고혈압의 위험을 밝힌 획기적인 과학적 근거라도 나온 것일까?

필자는 워낙 게으른 탓에 그런 연구가 있었다는 얘기를 들어보지 못했다. 대신 고혈압과 관련된 통설에 의문을 제기하는 연구가 수도 없이 발표되었다. 그런데 이상하게도 고혈압 기준치는 꼬박꼬박 내려가기만 한다. 대체 어찌 된 영문일까?

고혈압 기준치가 내려가면 당연히 환자 수가 증가하는 결과로 이어진다. 고혈압 기준치가 160에서 140으로 내려가면, 150의 '정상인'이 갑자기 '환자'로 둔갑한다.

고혈압 기준치를 10mmHg 내리는 순간 1000만 명의 새로운 환자가 생기는 셈이다.

1980년대 후반에는 230만 명이던 고혈압 환자가 지금은 5500만 명으로 늘었다. 무려 20배 이상의 증가율이다.

고혈압 기준치의 변천과 환자 수의 증가 추이

연도	고혈압 기준치(mmHg)	환자 수
1987	180/100	230만 명
2004	140/90	1600만 명
2008	130/85	3700만 명
2011	130/85	5500만 명

⟨국민 건강·영양 조사⟩ 등을 참고로 작성)

그리고 2011년 ⟨국민 건강·영양 조사⟩에서는 성인의 27.5%, 즉 넷 중 한 명 이상이 혈압약을 복용하는 것으로 나타났다.

'환자'가 늘면 혈압약 판매가 늘어나는 것은 당연한 이치다. 즉 고혈압 기준치의 조작이야말로 제약회사에 금덩이를 안겨주는 도깨비

고혈압은 병이 아니다

방망이인 셈이다.

우리는 엄청난 양의 혈압약을 불필요하게 복용하고 있다.

필자는 '고혈압증'이 혈압약을 엄청나게 먹이기 위한 사기 상술이라고 본다. 그것도 국가적 규모의 대사기극이다.

그 수법이 또한 악랄하다.

"혈압이 높으면 뇌졸중이나 심장병을 일으키기 쉽다. 고혈압은 자각 증상을 동반하지 않는 것이 특징이다. 자주 혈압을 체크하고, 되도록 낮추는 게 좋다. 방치하면 큰일 난다."

의료 관계자는 입을 모아 이렇게 말하면서 사람들을 겁준다.

하지만 이 같은 행위는 엄연히 사기꾼이나 하는 행위이자 노골적인 위협이다.

그들의 계략은 놀랄 만큼 단순하다. 사람들 몰래 슬쩍 고혈압 기준치를 내리는 것이다. 그뿐이다. 그러면 제약회사는 손 안 대고 코 푸는 셈이나 마찬가지다.

머지않아 고혈압 기준치는 별다른 설명 없이 130에서 120으로 내려갈 것이다.

죽을 때까지
먹어야 하는 약

대부분의 국민은 짧은 기간에 고혈압 기준치가 이렇게나 많이 내려간 사실 자체를 모른다.

그리고 그들은 어느 날 갑자기 자신의 혈압이 높다는 사실을 마주하게 된다. 하지만 그들 대부분은 얼마 전까지만 해도 '정상인'이었던 사람들이다.

아마도 혈압에 신경을 쓰고 약을 먹게 되는 것은, 예를 들면 이런 느낌일 것이다.

지금은 생활 공간 곳곳에 혈압 측정기가 놓여 있다. 스포츠센터, 구청, 시민회관 등등……. 심지어 마트에서 보는 일도 있다.

이렇게나 많으면, 눈에 띄는 순간 무심결에 팔을 넣어 재보는 것이 사람의 심리다. 목욕탕 체중계에 아무 생각 없이 올라서서 체중을 재는 것과 같은 이치다.

하지만 혈압은 조금만 몸을 움직여도 올라간다. 최소한 15분 정도 안정을 취한 후에 재는 것이 기본이다. 스포츠센터였다면 러닝 머신 위에서 한바탕 달린 후에 재보는 것일 수도 있고, 마트였다면 물건

26
고혈압은 병이 아니다

을 잔뜩 들어 나른 다음에 하는 측정일 수도 있다. 하지만 그런 상태에서는 아무리 건강한 사람도 혈압이 올라간다.

"저런 데서 재는 혈압이 오죽하려고…… 쯧쯧." 약간의 지식을 가진 사람이라면 이렇게 생각하며 혀를 찰 것이다.

아무 생각 없이 무턱대고 혈압을 잰다면, 재수 없이 걸려드는 꼴이다. 혈압은 당연히 높게 나오고 자신은 걱정에 휩싸인다. 그러고는 바로 병원으로 달려간다.

걱정하는 순간 혈압은 올라가게 마련이다. 게다가 '백의(白衣)의 고혈압'이라고 해서, 의사나 간호사만 봐도 긴장한 나머지 더 많이 오르는 경우도 있다.

역시나 병원에 가서 재봐도 혈압이 높게 나온다. 의사는 소금 섭취를 줄이고 운동하라는 당부와 함께 혈압약을 처방한다. 의사의 권유대로 가정용 혈압 측정기를 사서 아침저녁으로 혈압을 재보고는 일희일비하며 혈압 수치를 꼼꼼하게 수첩에 기록해둔다.

이런 사람도 있다.

아침에 일어나서 재고, 밥 먹기 전에 재고, 샤워 전에 재고, 샤워 후에 잰다. 혈압이 조금만 높게 나와도 호들갑을 떨고, 뇌졸중이나 심장병으로 갑자기 쓰러지지 않을까 걱정에 휩싸인다.

이런 과정을 거쳐 함정에 빠진 사람은 영영 빠져나올 길이 없다.

혈압을 낮추기 위해 날마다 애를 쓰고, 비싼 혈압약을 계속 먹어대는 궁지에 몰린다.

다름 아닌 현대의 희비극이다.

혈압약은 기본적으로 죽을 때까지 먹어야 한다. 왜냐하면 혈압은 사람마다 체질이 다른 데다, 한편으로는 신체의 자연스러운 노화 현상에 의해 나이 들면서 올라가게 되어 있기 때문이다.

고혈압은 병이 아니다

건강한 사람을
환자로 만든 큰 죄악

　'고혈압증'이란 말에는 '증'이 붙는데도 '증상'이 없다. 즉 아프다거나 괴로운 증상이 없다는 얘기다. 물론 몸 어디가 아픈 것도 아니다. 바로 이 사실에 주목해야 한다. 아무 데도 아픈 구석이 없는 사람에게 "당신은 병에 걸렸습니다" 하는 건 조금 이상하지 않은가? 냉정하게 생각해볼 일이다.

　'고혈압증'이란 '병에 걸릴 위험이 있다'는 뜻이다. 즉 '병에 걸릴지도 모른다'는 의미다. 하지만 필자는 수축기 혈압이 200mmHg를 넘는 극단적인 상황을 제외하고는 그럴 가능성이 제로에 가깝다고 생각한다.

　'병에 걸릴지도 모른다'와 '병에 걸렸다'는 본질적으로 완전히 다르다. 전혀 다른 이 두 가지 상황을 슬쩍 바꿔치기했다는 점에서 사기성이 짙다. 건강한 사람을 한순간에 환자로 만드는 술수가 지나치게 불순하다고 할 수밖에 없다.

　"병은 마음에서 생긴다"는 말이 있듯, 몸은 마음의 영향을 크게 받는다. 아무렇지도 않은 사람에게 "당신은 병에 걸렸습니다"라고 말하는 순간, 그 스트레스로 인해 정말 병에 걸리는 경우도 있다. 이처럼 명백하고도 중대한 사실을 왜 의료 관계자나 행정가들은 생각하지 않는 것일까? 현대 질병의 대부분은 스트레스가 가장 큰 원인이다. 그걸 알면서도 쓸데없이 불안을 조장하여 발병의 원인을 제공한다. 참으로 큰 죄악이라고 하지 않을 수 없다.

고혈압은 오랜 기간 계속되는 경우가 많다. 10년, 20년씩 자신이 병에 걸렸다고 생각한다면, 그 스트레스가 쌓이고 쌓여 정말로 큰 병에 걸릴 가능성도 무시할 수 없다.

충격적인
혈압약 데이터 조작 사건

많은 이들을 걱정에 빠뜨리고, 쓸데없이 약을 많이 먹게 하는 고혈압의 기준치는 대체 누가 정한 것일까?

그것은 대학의 의료 연구자가 위원직을 맡은 일본고혈압학회라는 조직에서 결정한다.

일반 사람들은 의사가 매번 발표되는 논문을 읽고 연구하여 환자를 치료해줄 것이라고 생각하지만, 사실 그런 일은 거의 없다. 대부분의 의사는 진찰하는 일만으로도 시간이 부족해서 연구는 꿈도 꾸지 못한다.

고혈압학회에서 《고혈압 치료 가이드라인》이라는 책자를 내면 일본 내 모든 의사는 거기에 적힌 기준치에 따라 고혈압 여부를 판단한다. 거의 대부분의 의사가 그 책자에 의존하기 때문에 가이드라인은 아주 큰 영향력을 행사한다고 할 수 있다.

가이드라인은 대체로 5년마다 개정되는데, 그때마다 기준치가 내려간다.

실제로 가이드라인을 들여다보면 금방 알 수 있지만, 이 책자는 읽기가 무척 까다롭다. 애매하면서도 세세한 구분이 그렇고, 난해한 전문 용어에 짜증 날 정도로 에둘러 표현한 설명 등등. 조금만 읽어도 고통을 느낀다. 이런 식으로 연막을 치면서 그들은 완벽하게 기준치를 내려온 것이다.

고혈압학회는 제약회사와 견고한 유착 관계를 맺고 있다. 아무 근거도 없이 기준치가 내려가는 것은 그 때문이다.

이 양자 간의 유착이 들통난 충격적인 사건이 2013년 7월에 발생했다. 교토 부립의대, 도쿄 자애회 의대, 지바 대학, 시가 의대와 제약회사 노바티스파머가 짜고 혈압약 데이터를 조작한 것이다.

문제의 혈압약은 발사르탄(valsartan, 상품명 Diovan)이다. 2000년부터 일본 내 판매가 시작되어 2012년 국내 판매액이 1조 800억 원이다. 실로 어마어마한 금액이다.

발사르탄의 일본 내 매출액은 혈압약으로서는 물론이고, 모든 의약품 중에서 단연 톱이다. 그리고 이 약은 일본뿐만 아니라 세계 100여 개국에서 승인을 받았다.

엉터리 논문으로 조작한
대히트 상품

발사르탄이 널리 주목받게 된 것은 2004년부터 약 5년에 걸쳐 교토 부립의대 교수가 실시한 연구 때문이다.

이 교수는 고혈압 환자 3000명을 대상으로 발사르탄의 임상 시험을 실시했는데, 그 결과가 2009년에 논문으로 발표되었다. 주요 내용은 "발사르탄이 혈압을 낮출 뿐 아니라 뇌졸중이나 협심증의 위험도 줄여주는 효과가 있다"는 것으로, 유럽심장병학회지 온라인판에도 실렸다.

게다가 이 교수는 "심장 비대증이나 당뇨병 환자에게도 같은 효과가 있다"고 일본순환기학회지에 발표하여 유명세를 타면서 일약 스타가 되었다.

고혈압 치료약에는 발사르탄처럼 혈관을 확장시키는 작용 외에 심장의 활동을 억제하는 작용, 남아도는 수분을 몸 밖으로 배출시키는 작용 등이 있다.

발사르탄은 하루 160mg을 복용할 경우 1년에 약 80만 원의 비용이 드는데, 가장 저렴한 약은 3만 5000원 정도면 된다.

다른 약과 비교해 20배 이상 비싼 발사르탄이 이처럼 날개 돋친 듯 팔린 이유는 임상 시험으로 효과가 입증되었다는 논문을 의사들이 곧이곧대로 믿었기 때문이다. 많은 의사들이 환자들에게 발사르탄을 우선적으로 처방한 것이다.

이렇게 해서 발사르탄은 일약 대히트 상품이 되었다. 혈압약뿐만 아니라 2012년의 모든 의약품 중에서 가장 많이 팔린 약이 된 것이다. 다른 제약회사 관계자에 따르면, 부러움을 넘어 질투가 날 정도였다고 한다.

제약업계에는 '블록버스터'라고 불리는 상품이 있다. 뛰어난 약효 덕분에 다른 약품의 추격 자체를 무색하게 하는 막대한 매출을 올리는 상품을 이르는 말이다. 발사르탄이 바로 그런 블록버스터인 셈이다.

논문을 등에 업은 효과는 절대적이어서, 약 1조 원의 판매액 가운데 3000억~4000억 원이 논문의 효과라고 한다. 논문이 발사르탄을 블록버스터로 만들어준 셈이다.

게다가 논문을 쓴 교수나 일본고혈압학회 간부는 의료 잡지 광고에도 자주 등장하여 발사르탄의 뛰어난 효능을 선전했다. 광고에서 그들은 "발사르탄은 일본인에게 적합하다"라든가 "인지 기능 저하를 개선해준다"는 등 효과를 강조하는 데 적극적이었다.(《닛케이 메

디컬》 2011년 1월호, 2월호, 2012년 3월호, 4월호)

하지만 나라 밖의 반응은 싸늘했다.

이 교수는 2009년에 유럽심장학회에서 논문 내용과 관련해 강연까지 했는데, 데이터에 신빙성이 빈약하다는 이유로 유럽 의약계로부터 묵살당한다. 스위스의 한 고혈압 전문가는 "이것이 사실이라면 정말 훌륭한 약"이라고 전제한 후에 "내 어머니에게는 투약하지 않겠지만, 장모한테라면 사용하겠다"며 비아냥거렸다고 한다.

2012년 말, 일본순환기학회지는 '수많은 분석 오류'가 발견되어 게재 논문을 철회한다고 발표했다. 그리고 2013년 2월에는 유럽심장병학회지도 '치명적인 문제'가 있어 교수의 논문을 철회한다는 이례적인 발표를 한다.

결국 같은 달에 교수는 책임지는 형태로 대학을 사임하는데, 그전까지도 "논문 부정은 절대 없기 때문에 사임할 이유가 없다"며 끝까지 저항했다고 한다.

전례 없는
형사 고발 사건

2013년 7월, 교토 부립의대는 논문에 쓰인 해석 데이터가 인위적으로 조작되어 발사르탄에 유리한 쪽으로 결과가 나왔다는 사실을 밝혔다.

대학은 "걱정과 심려를 끼친 점 깊이 사과드린다"고 표명하면서 날조 배경에 대해서는 "누가 데이터를 조작했는지, 그리고 의도된 조작이었는지 여부는 알 수 없다"고 했다.

조사 결과에 당황한 것은 일본고혈압학회였다. 고혈압학회는 당초 "부정한 데이터 조작은 없었다"고 발표했지만 그것은 새빨간 거짓말이다. 왜냐하면 논문을 발표한 교수가 학회의 간부였기 때문이다.

이래 가지고서야 조사라고 할 수가 없다. 경찰이 아니라 도둑이 도둑을 조사한 것과 다를 바 없기 때문이다. 속이 뻔히 들여다보이는 은폐가 아니고 무엇인가?

나중 조사에서 대학 비상근 강사라는 직책을 가진 제약회사 직원이 연구 팀에 몰래 섞여들어 있었다는 사실이 밝혀졌다. 데이터를 조작하고 발사르탄에 유리한 쪽으로 결과를 날조한 것이다. 실험 진료

카드에는 없지만 회사 쪽 입맛에 맞는 예를 많이 추가했던 것이다.

사실 발사르탄을 복용해도 뇌졸중이나 협심증의 위험은 줄지 않는다.

원칙대로라면 논문 부정을 지적당한 대학 측이 스스로 해명해야 했다. 하지만 대학이 실시한 조사는 기대를 저버려도 한참 저버린 것이었다. 연구에 참여한 연구원은 이미 학교를 떠났고, 그에게서 자초지종을 들은 바도 없기 때문이라고 하지만 왠지 변명으로밖에 들리지 않고, 그 진상은 더더욱 오리무중이다.

"의도적인 데이터 조작은 없다"고 후생노동성 검토위원회에 보고했다가 조사의 허술함을 지적당한 대학도 있다.

판매처인 노바티스의 대응은 더더욱 가관이었다. "회사에서는 전혀 몰랐다. 이전 직원이 데이터 조작에 관여한 증거가 없다"라며, 그 직원에 대한 정보 요청에도 응하지 않았다.

2014년 1월에 후생노동성은 결국 노바티스파머를 약사법 위반(과대광고)으로 도쿄 지검에 고발했다. 과대광고 혐의로 형사 고발된 사례는 그때까지 없었다. 제약업계와 대학의 유착에 대해 드디어 사법의 칼날이 움직인 것이다.

발사르탄의 판촉 활동에 관여한 노바티스 관계자에 대해서는 누구도 특정하지 못하고 용의자 미상으로 고발 대상에 넣었다.

그러나 고발 형태가 매우 애매하다. 한심한 노릇이지만, 결국에는 흐지부지될 가능성이 크다.

그렇게 되면 고발 자체가 보여주기식 퍼포먼스에 지나지 않는다.

발사르탄을 둘러싼 일련의 사건은 단순히 '부정'을 저질렀다는 간단한 문제가 아니다. 약 800만 명의 고혈압 환자와 그 가족을 속여 돈을 우려낸, 제대로 된 '범죄'이기 때문이다.

다섯 배나 뛴
혈압약 매출

고혈압약(혈압약과 혈관확장제)은 매출액이 현재 10조 원가량 되는 거대 시장이다. 1980년대 말경에는 2조 원 정도였으니까, 이십 몇 년 사이에 다섯 배나 부풀었다는 얘기다.(아래의 그래프 참조)

일본은 전 세계 의약품 소비에서 미국에 이어 세계 2위이다.

하지만 세계에서 약을 제일 좋아하는 일본인이 가장 많이 소비하는 약. 그것이 혈압약이라는 사실은 잘 알려지지 않았다.

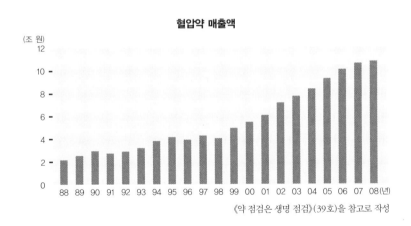

혈압약 매출액

(조 원)

《약 점검은 생명 점검》(39호)을 참고로 작성

혈압약은 위궤양약이나 진통소염제를 누르고 의약품 시장 1위를 차지했다.(아래 표 참조)

일본인은 엄청난 양의 혈압약을 먹고 있는 셈이다.

그리고 앞에서도 언급한 대로 발사르탄은 혈압약뿐만 아니라 2012년 전체 의약품 중에서 가장 많이 팔린 약이었다.

발사르탄이 얼마나 막대한 수익을 거두었는지 쉽게 상상할 수 있을 것이다.

이 사건을 통해 알 수 있는 것은 혈압약이야말로 제약회사에 아주 매력적인 약이며, 약간의 조작만으로도 엄청난 이익을 챙길 수 있는 수단이라는 사실이다.

데이터 조작은 직원 개인이 아니라 회사의 계략일 가능성이 높다.

2011년도 의료용 약품의 생산액

순위	의료용 약품	생산액(천만 원)	전체에서 차지하는 비율(%)
1위	혈압약	653,623	9.4
2위	구분되지 않는 대사성 약품	419,055	6.0
3위	소화궤양용 약품	364,329	5.2
4위	기타 혈액용 약품	299,038	4.3
5위	진통소염제	271,665	3.9
6위	혈관확장제	253,248	3.6

《믹스(Mix)》 2012년 증간호를 참고로 작성)
혈압약(혈압강하제)과 혈관확장제 생산액은 9조 원을 넘었다.

대학도 그가 제약회사 직원이었다는 사실을 몰랐다고는 생각할 수 없다. 비상근 강사라는 직책 자체가 하나의 방편이었을 것이다.

제약회사에서 대학에 10억 원이 넘는 기부금을 전달한 사실도 드러났다.

또 앞에서 언급한 의료 잡지를 통해 펼친 캠페인에서는 제약회사로부터 잡지사나 교수들에게 광고료 또는 사례비 명목으로 돈이 건네졌음은 말할 나위도 없다.

이 사건은 인간의 생명과 관련된 의약품이 제약회사, 학자, 미디어의 유착 관계에 의해 이익만을 최우선시하는 대상으로 전락했음을 부각시켰다.

원래는 가장 공정해야 할 학자가 악질 장사꾼 편에 서서 광고탑 역할을 하고 있었던 셈이다. 그들은 어용학자라는 비난을 면키 어려울 것이다.

신약 개발 비즈니스는
한탕주의

이 사건이 빙산의 일각에 지나지 않는다는 사실은 말할 필요도 없다. 동시에 언젠가는 터질 일이 터진 것이라고 할 수 있다.

왜냐하면 신약을 개발하는 일은 매우 어렵기 때문이다.

앞서 발사르탄은 '블록버스터'라고 했는데, 이런 대히트 상품이 지금은 거의 나오지 않는다.

1980년대까지는 획기적이라고 할 만한 신약들이 나왔지만, 1990년대부터는 거의 나오지 않는다. 굳이 꼽는다면 항에이즈 바이러스제 정도일 것이다.

인간의 발상에는 그 자체로 한계가 있다. 의약 분야에서 나올 만한 것은 모두 나왔다는 느낌을 지울 수 없다.

하지만 기업은 신약 개발을 포기할 수 없다. 개발에 몇천억 원 규모의 거액을 투자하고 있기 때문이다. 어떻게 해서든 히트 상품을 만들어내지 못하면 투자액을 고스란히 포기해야 한다.

히트 상품 개발에 성공하면 그때까지의 투자액을 보상받는 수준에 그치는 것이 아니라 막대한 이익을 챙길 수 있다. 사정이 이렇다

고혈압은 병이 아니다

보니 신약 개발은 비즈니스라기보다 차라리 도박이라고 할 만하다.

먼저 이 같은 제약 비즈니스의 위험을 지적해두고 싶다.

몇천억을 투자하여 개발한 신약이 별 효과가 없다거나 부작용이 너무 강하다는 사실이 마지막 단계에서 드러나는 바람에 인가가 나지 않았다고 하자. 그 순간 막대한 금액의 투자가 연기처럼 사라지고 만다.

당연히 제약회사는 무슨 수를 써서든 인가를 얻어내려고 애쓴다. 인가가 나고 안 나고에 따라 하늘과 땅만큼의 차이가 나기 때문이다.

제약회사는 자연스레 연구자나 학회 간부에게 빌붙을 수밖에 없다. 사례, 접대, 선물…… 그리고 연구비 지원.

그 결과, 연구자는 신약에 대한 평가를 좋게 해주거나 데이터를 날조하기에 이르는 것이다.

기부금을 요구하는
어용학자들

여기 꽤 흥미로운 신문 기사가 있다. 2008년 3월 30일자《요미우리 신문》에 실린 〈지침 작성 의사 90%에게 기부금 전달. 제약회사로부터〉라는 기사다.

신문사는 전국 50여 개 국공립 대학에 2002년부터 2006년까지 5년 동안 의학부 학자가 받은 기부금의 액수와 제공자를 공개하도록 요청했다.

고혈압 지침 작성에 관여한 의사가 제약회사로부터 받은 기부금 액수

이름 및 소속	액수
오기하라 도시오(오사카 대학 명예교수) ★	22억 2915만 원
기쿠치 겐지로(아사히카와 의대 명예교수)	9억 4300만 원
이토 사다요시(도호쿠 대학 교수) ☆	8억 5500만 원
마쓰모토 마사야스(히로시마 대학 교수)	8억 3950만 원
다키시타 슈이치(류큐 대학 교수) ★	3억 6250만 원
에토 다네나오(미야기 대학 명예교수) ☆	1억 8700만 원
우치야마 마코토(나가타 대학 교수)	8800만 원

★은 소속 강좌에 대한 기부금, ☆은 개인 및 소속 강좌에 대한 기부금 모두 포함(2002~2004년 합계)

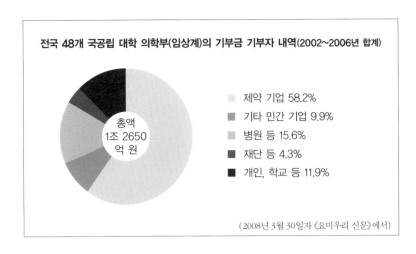

전국 48개 국공립 대학 의학부(임상계)의 기부금 기부자 내역(2002~2006년 합계)

총액
1조 2650
억 원

제약 기업 58.2%
기타 민간 기업 9.9%
병원 등 15.6%
재단 등 4.3%
개인, 학교 등 11.9%

(2008년 3월 30일자《요미우리 신문》에서)

 그 결과 고혈압이나 고콜레스테롤 등의 가이드라인을 만든 276명 가운데 87%에 해당하는 240명이 제약회사로부터 기부금을 받은 사실이 드러났다.

 2004년도 고혈압 가이드라인의 경우, 위원 아홉 명 전원에게 총 82억여 원이라는 거액의 기부금이 전달되었다.

 가장 많이 받은 사람이 약 23억 원, 그다음은 9억 4000만 원, 그다음이 8억 5000만 원 그리고 8억 3000만 원 순이다.(기간은 가이드라인이 작성되기까지 3년간)

 필자 입장에서 볼 때 실로 엄청난 액수다. 하지만 이 금액도 100%

제1장 | '고혈압증'이라는 이름의 사기 상술

신뢰할 만한 공개가 아니라는 목소리도 있다.

그렇다면 학자라는 사람들이 왜 제약회사로부터 기부금을 받는 것일까?

위원들은 이렇게 말한다.

"공적 자금이 적어서, 기업으로부터 기부금을 받지 않으면 연구를 할 수가 없다."

"수입과 지출 내역은 모두 대학에 보고하기 때문에, 사적으로 쓰여지는 전혀 없다."

"대학에서 나오는 건 연간 3000만 원뿐인데, 그것으로는 광열비 공제하고 나면 조교 월급도 빠듯하다."

이런 변명들은 국공립 대학의 특성상 어느 정도 이해할 수 있다.

하지만 다음과 같은 말에는 그저 놀랄 따름이다.

"'외부로부터 연구비를 많이 받을수록 좋은 교수'라는 인식이 강해서, 기부금 액수로 평가받는 분위기다."

사정이 이렇다면 도저히 정상적인 상황이라고 생각하기 어렵다. '기부금 액수=평가'라면 대학이나 학계가 제약회사와의 유착을 강요하고, 스스로 어용학자를 양산하고 있다는 말이 된다.

그중에는 학자 스스로 유착을 인정한 발언도 있다.

"기부금을 받을 때, 되도록 그 회사의 약을 사용해달라는 무언의 요구를 감안한다. 지금은 안 하지만, 각 기업의 기부 금액과 약품 리스트를 의국장이 만들어 의국에 붙여두고, 약효가 같은 경우에는 기부 금액이 많은 회사의 약을 우선 사용하도록 한다."

'의국(醫局)'이란 대학병원 같은 곳에 있는 의사들의 모임 장소다. 거기에 기부 리스트를 공공연히 붙여두다니 경악할 만한 배짱이다. 돈은 사람을 미치게 만든다는 말도 있지만, 정상적인 경우라면 남의 눈을 꺼려야 옳을 텐데, 신경이 마비되지 않고서야 어떻게 그럴 수 있을까? 의학부라는 곳이 일반 세상과는 굳게 차단되어 있는 곳임을 짐작하게 하는 에피소드다.

동시에 대학의 교활함도 엿보인다. 그런 리스트를 버젓이 붙여둔다는 것은 제약회사 입장에서 볼 때 일종의 압력으로 작용하기 때문이다. 그 리스트를 본 제약회사 직원이 자기 회사의 기부금이 타사보다 적은 것을 확인하는 순간, 자기 회사 약품이 왜 덜 사용되었는지 짐작할 수 있다. 그렇게 되면 당연히 회사끼리 경쟁이 붙어 기부금 액수를 더 늘릴 수밖에 없다.

한편 제약회사 관계자는 이렇게 말한다.

"기부금은 의사와 친분 관계를 유지하기 위한 일종의 인사다."

"의국에 드나들 수 있게 해주는 일종의 '통행료'다. 심지어 '당신 회사의 약품을 많이 사용하고 있으니 기부 좀 더 하라'고 요구하는 경우도 있다."

이쯤 되면 학자라는 신분이 무색해진다. 마치 악덕 상인에게 뇌물을 강요하는 관료 같은 느낌이다.

신문사의 취재에 대해 "기업의 기부금을 문제시하는 인식 자체를 이해할 수 없다"며 '불쾌하다'는 감정을 드러내는 학자도 있었다고 한다. 인간은 켕기는 구석을 찌르면 화부터 내게 된다. 이것이 바로 그 좋은 사례인 셈이다.

그리고 이 기사가 나가고 5년 후에 혈압약 발사르탄의 데이터 조작 사건이 세상에 알려졌다.

애매모호한
기준치의 근거

고혈압 기준치가 2000년부터 2008년까지 8년 동안 50이나 내려갔다는 얘기는 이 장 첫머리에서 언급했다.

여기서 일본의 고혈압 기준치 변천사를 살펴보자.

1987년 후생성(지금의 후생노동성)은 '노인보건법에 의한 건강 진단 매뉴얼'에 따라 치료가 요구되는 기준치를 '수축기 180mmHg, 이완기 100mmHg'로 정했다. 이 수치는 40세 이상의 건강검진에 적용하는 것으로, 1994년판에서도 변하지 않았다. 덧붙여 말하자면 이 건강검진은 2008년에 시작된 '대사증후군 건강검진'의 전신이라고 할 수 있다.

실제로 임상 현장에서도 2000년까지 '180/105'는 3개월 정도 상황을 지켜보는 것으로 되어 있었다. 그리고 3개월 동안 혈압을 잴 때마다 '160/95'를 넘었다면, 그때 비로소 혈압약 투여 등의 치료를 실시하는 것이 일반적이었다.

그런데 1999년에 세계보건기구(WHO)가 기준치를 '160/95'에서 '140/90'으로 바꾸었다. 수축기의 기준치가 갑자기 20이나 내려가고 만 것이다.

2000년이 되자 일본도 이 기준치를 참고하여 새로운 가이드라인을 만들어 WHO 기준에 가깝게 맞춘 다음, 2004년에는 거의 같은 값으로 결정했다. 2008년부터 실시된 공적 보건 제도 '대사증후군 건강검진'에서는 '10'을 더 내려, 지금은 '130'까지 떨어졌다.

8년 동안 기준치가 180에서 130으로, 50이나 떨어진 셈이다. 10년도 안 되는 기간에 이렇게 큰 폭으로 떨어지는 것은 아무리 생각해도 이상하다.

그 근거라는 것도 매우 의심스럽다. 많은 연구자들 또한 의문의 목소리를 높이고 있다.

예를 들면 일본이 따라 한 1999년 WHO의 기준치는 통계적으로 의미 있는지를 의심하게 하는 근거에 기초한다. 그 근거라는 것이 심근경색의 위험과 관련된 단 한 건의 연구 때문이다.

이런 중대한 결정에는 상당히 명백하든가 복수의 연구 결과를 근거로 삼지 않으면 안 된다.

그럼에도 불구하고 WHO가 기준치를 변경한 것은 다국적기업인 거대 제약회사가 연관되어 있기 때문이라는 말이 나돈다.

이런 사실은 당시 WHO의 형편없는 행보를 보면 알 수 있다.

기준치를 '160/95'에서 '140/90'으로 바꾸는 가이드라인은 1999

고혈압은 병이 아니다

년 2월 4일 런던에서 발표했다.

발표 몇 시간 전에 WHO는 "새로운 가이드라인은 WHO와 관계가 없다. WHO의 동의 없이 스폰서인 제약회사가 결정한 것이다"라는 내용의 보도 자료를 기자들에게 돌렸다. 그런데 다음 날 WHO는 이 성명을 취소하고 새로운 기준치를 인정해버린 것이다.

돈만 밝히는
WHO

WHO는 예산 70%를 제약회사의 기부금에 의존한다. 사업 계획이 늘어나 의존도가 더 높아지면서 머잖아 80%에 이를 것이라는 말도 있다. 따라서 제약회사로부터 금전적인 압박을 받았을 것이라는 추측은 그리 어렵지 않다. 새로운 기준치를 승인하지 않으면 더 이상의 기부는 없을 것이라고 협박당했을 가능성이 있다.

그날 하루 WHO는 '공정'과 '기부금' 사이에서 고민하고 흔들렸던 것이다. 그리고 결국 별다른 묘수를 찾지 못해 기부금을 선택하고 말았다.

국제적인 소비자 단체와 의사 그룹이 "기준치가 너무 낮게 설정되었다. 근거도 제약회사에서 제시한 단 한 건의 논문이다. 신뢰할 수 없다. WHO는 책임과 의무를 다하지 못하고 있다"는 비난의 서한을 WHO에 보냈다.

이에 대해 사무국장은 "우리와 민간 기업의 관계로 인해 공정함이 훼손되는 일이 있어선 안 되지만, 이번 가이드라인에 약간의 불안이 남는 것은 부정할 수 없다"며 마지못해 잘못을 인정했다.

이 의심스러운 결정이 일본에도 큰 영향을 미쳐, 2000만 명이라는 새로운 '고혈압증' 환자를 양산했다.

1970년대 무렵까지의 WHO는 전 세계에서 천연두를 박멸하는 등 매우 모범적인 기관이었다. 하지만 요즘은 제약회사와의 유착을 강화함으로써 공정함을 잃고 있다는 지적이 잇따른다.

2009년 WHO는 신형 인플루엔자의 유행에 대해 "모든 인류가 위협받고 있다"며 팬데믹(pandemic, 전 세계적인 대유행)을 선언했지만, 실제로는 일반 인플루엔자와 별 차이가 없었다. 이 오보 또한 백신을 판매하는 제약회사와의 유착 때문이라는 말이 나돌고 있다.

WHO가 전 세계의 건강 문제에 강력한 영향력을 미치고 있다는 데에는 이론의 여지가 없다.

한편, 필자를 포함해 많은 일본 사람들이 국제적인 이슈에 상당히 민감하다. WHO를 들먹이면 바로 머리부터 조아린다. 기준치를 발표할 당시의 형편없는 행보 따위는 까마득하게 잊고, 그 결정에 순종한다. 하지만 사실 WHO도 '비린내'가 풀풀 나는 조직이다. 우리는 이런 사정에도 주의를 기울일 필요가 있다.

세 살짜리에게도
혈압 검사 장려

일본의 고혈압 기준치는 대사증후군 건강검진에서 보았듯이 현재 130이다. 앞에서 이 기준치가 120이 될 날도 그리 머지않았다고 한 것은 결코 자판을 잘못 누른 탓이 아니다.

왜냐하면 미국은 이미 120까지 내려와 있기 때문이다. 이 또한 수상하기 짝이 없다. 구미에서도 의료 관계자와 제약회사의 유착은 종종 도마 위에 오른다.

미국도 일본과 마찬가지로 혈압의 가이드라인을 결정하는 위원회가 있다. 그곳 연구자들은 제약회사로부터 강연료, 기부금, 주식 등을 받고 논쟁을 왜곡하기 때문에 의료 저널리스트로부터 '고혈압 마피아'라는 소리를 듣는다.

물론 일본에도 비슷한 부류의 인간들이 있다. 필자는 그들을 어용학자라고 부르는데, '고혈압 마피아'는 필자의 표현과는 비교도 할 수 없을 만큼 신랄한 이름이다.

2003년에 기준치가 140에서 120으로 떨어졌을 때 미국의 고혈압 환자 수는 5000만 명이 늘었다고 한다. 일본에서 20을 내릴 경우 환자 수가 2000만 명 증가하니까, 인구 비율로 따졌을 때 당연히 그 정도가 늘어난다.

예전에 미국에서 세 살 이상의 어린이에게 혈압 검사를 해야 한다는 의견이 어떤 연구자를 통해 발표된 적이 있다. 고혈압이 중장년층 특유의 증상임에는 이론의 여지가 없다. 기준치를 마구잡이로 내릴 수 없으니까, 이번에는 연령층을 내리자는 새로운 수법을 만들어 낸 것이다. 확실히 땅덩어리가 큰 미국이다 보니 멍청함의 스케일도 다른 면이 있다.

이 발표에 대해 한 연구자가 비아냥거리는 투로 이렇게 말했다고 한다.

"해도 해도 너무하는군. 왜? 아예 탯줄 끊었을 때 혈압부터 재시지!"(미국의 고혈압 관련 사정에 대해서는 레이 모이니헌과 앨런 커셀스가 공저한《질병 판매학》에서 참조)

하지만 남의 나라 일이라고 흘려들을 수만은 없는 일이다. 무슨 일이건 유럽이나 미국에 껌뻑 죽는 일본은 120이라는 숫자를 추종하고, 이를 구실 삼아 얼마든지 기준치를 내릴 수도 있기 때문이다. 유아를 상대로 하는 혈압 검사라는 저질 농담이 현실로 다가오지 말란 법도 없으니까 말이다.

원자력 발전과 같은
혈압의 이권 구조

'고혈압증'은 제약회사가 주도하는 사기 상술이다. 여느 사기 상술과 마찬가지로 속는 쪽은 한결같이 순진하다.

그러나 고혈압의 경우, 속이는 쪽은 한결같지 않다. 속임으로써 막대한 이익을 얻는 사람, 속이는 사람에게 길들여진 사람, 혈압을 낮추면 질병이 예방된다고 진짜로 믿는 사람, 별생각 없이 그저 따라가는 사람…….

이런 사람들이 이익이나 힘의 논리에 따라 사악한 거대 집단을 만들고 있다.

물론 일단 결정된 방향은 좀처럼 바꾸기 힘든 면도 있을 것이다. 의료업처럼 행정적인 업무가 얽히면, 실제로는 무책임하면서도 체면에만 신경 쓰는 관료 체질이 고개를 들어 이런 상황이 연출되기 쉽다. 나 스스로를 생각해봐도 한번 옳다고 믿은 일에 대해서는 인식 자체가 쉽게 바뀌지 않는다. 누구든 스스로를 부정하고 싶지 않기 때문이다.

특히 의사의 경우 치료 방침을 바꾸면, 그전 환자에 대해 무언가

책임져야 한다는 생각을 갖게 된다. 거기에 '전체적인 분위기'를 거스르기 꺼리는 국민성이 더해져 잘못된 대집단이 형성되는 것이다.

단, 이 대집단을 움직이는 것이 바로 가장 이득을 많이 보는 사람들이라는 사실을 간과해서는 안 된다.

원자력 발전도 마찬가지다.

원자력 발전이 생긴 이후 국가는 줄곧 "원자력 발전은 100% 안전하다", "사고는 절대 발생하지 않는다"고 강조해왔다. 당시에는 신문이나 TV도 마치 미래의 상징이라도 되는 듯 '친환경적이고 깨끗한 에너지'라며 원자력 발전을 치켜세웠다.

그 배후에 전력회사를 필두로 한 이권이 존재한다는 사실은 말할 나위도 없다.

체르노빌 사고 이후 구미 각국이 원자력 발전을 폐지한 후에도 일본의 상황은 전혀 바뀌지 않았다.

그리고 결국 동일본 지진 피해로 인한 후쿠시마 제1원자력 발전 사고가 발생했다. "사고는 절대 발생하지 않는다"고 한 국가와 어용학자들의 주장이 새빨간 거짓이었다는 게 드러난 셈이다.

그때까지만 해도 원자력 발전의 위험을 경고한 양심적인 학자들이 있었다. "안전한 원자력 발전이란 없다"며 원자력 발전의 이권을 끊임없이 고발한 고이데 히로아키(小出裕章)나 작고한 나카가와 야스오(中川保雄) 등이 그들이다.

하지만 그들은 무대 전면에 나서보지도 못한 채 학계나 대학에서 낮은 지위에 만족하며 지낼 수밖에 없었다.

이처럼 열악한 상황은 원자력 발전이든 고혈압이든 크게 다를 바 없다.

단순한 조작으로
거액을 벌어들이는 기업

　제약회사가 이익 추구에 열을 올리는 상황에 대해 필자는 자주 이런 생각을 한다. 화학조미료와 관련된 이야기인데, 화학조미료는 손쉽게 음식 맛을 낼 수 있는 아주 편리한 재료다. 가공식품에는 거의 대부분 화학조미료를 쓴다고 해도 과언이 아니다. 마트에서 파는 반찬이나 도시락 등에 들어 있는 '유화제'나 '아미노산' 등도 실은 화학조미료다.

　옛날에는 화학조미료에 귀이개처럼 생긴 조그만 스푼이 딸려 있었다.

　"이 한 스푼이면 음식 맛이 아주 좋아진답니다"라는 광고 덕에 화학조미료는 날개 돋친 듯 팔려나갔다. 간장, 설탕과 더불어 가정의 상비 조미료 반열에까지 오르는 영광을 얻었다.

　그런데 얼마 못 가 조미료 회사는 고민에 빠졌다. 사용량이 너무 적다 보니, 매출이 좀처럼 오르지 않는 것이었다. "작은 스푼 하나만 넣으면 충분합니다"라고 광고했는데, 이제 와서 "아무래도 큰 스푼이 낫겠네요" 할 수도 없었다. 그렇다면 소비자의 사용량을 늘리기 위해서는 어떻게 해야 할까?

고민을 거듭한 끝에 생각해낸 아이디어가 바로 용기를 바꾸는 것이었다. 조미료 병뚜껑에 작은 구멍을 뚫어 '뿌리는 방식'으로 개조했다.

이 아이디어로 인해 화학조미료 판매량은 폭발적으로 증가했다. '뿌리는 방식'의 조미료 병은 한 손으로도 쉽게 사용할 수 있어 사람들은 절임, 두부, 찌개 등 어떤 음식에든 솔솔 뿌리게 되었다. 한편으로는 "화학조미료를 먹으면 머리가 좋아진다"는 황당한 광고를 내보내는 상술도 잊지 않았다. 이런 악덕 광고는 우리 또래 세대라면 누구나 기억하고 있을 것이다. 게다가 그 시절에는 누구나 아무 의심 없이 믿었으니 한심한 노릇이다. "고혈압은 그냥 두면 위험하다"는 말도 이와 다를 바 없다. 이 얼마나 허무맹랑한 일인가.

그 후에도 조미료 제조회사는 "뚜껑 구멍을 더 크게 하면 판매량이 더 늘어난다"는 꼼수를 생각해내고 실제로 실행에 옮겼다. 이 꼼수가 또 먹혀들어 화학조미료는 더 많이 팔렸다.

하지만 화학조미료에는 알레르기나 미각 장애를 일으키는 요소가 많아서 이를 지적하는 목소리도 있었다. 그러나 이런 의견은 결국 철저한 규명에 이르지 못했다.

제약회사 입장에서 볼 때 혈압의 기준치를 낮추는 것은 식품회사가 화학조미료의 병뚜껑 구멍을 크게 하는 것과 같은 이치다.

병뚜껑 구멍이 커진 것을 사람들은 거의 눈치채지 못했다.

혈압 기준치도 마찬가지다. 전에는 수치가 얼마였는데, 언제 얼마로 바뀌었는지를 아는 사람이 없다.

건강진단 후에 의사로부터 갑자기 '혈압이 높다'는 선고를 받으면 그대로 믿어버리는 경우가 대부분이다.

자신도 모르는 사이에 '무언가'가 바뀌고, 기업은 떼돈을 벌고, 결국 그 돈을 국민이 내는 셈이다.

그러므로 우리는 눈을 더 크게 뜨고 살피면서, 목소리를 높여 진실을 밝히라고 요구해야 한다.

제2장

뇌경색은
의사가 조장한다

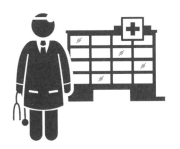

제일 무서운 것은
뇌경색

고혈압은 왜 위험하다고 할까?

첫 번째로, "고혈압은 뇌졸중을 유발한다"는 설이 상식처럼 되어 있기 때문이다.

고혈압은 '사일런트 킬러(silent killer, 조용한 암살자)'라는 별명이 말해주듯, 자각 증상이 없는 것이 특징이다. 그래서 의사들은 "고혈압은 그냥 내버려두면 뇌졸중에 걸려 반신불수가 되거나 생명을 잃을 수도 있다. 지금 당장 약을 써서 혈압을 떨어뜨리지 않으면 큰일을 치르게 된다. 예방 차원에서라도 약을 먹어야 한다"며 환자에게 공포심을 준다.

하지만 실제로는 의사가 환자를 뇌졸중으로 이끌고 있는 형국이다.

이 사실에 대해 좀 더 자세히 살펴보자.

뇌졸중은 분명 생명을 위협하는 무서운 병이다. 뇌졸중은 암, 심장병에 이어 사망 원인의 세 번째에 해당한다. 일본인 사망 원인의 약 15%나 차지한다. 일본에는 약 150만 명의 뇌졸중 환자가 있고, 매년 25만 명 이상이 뇌졸중 환자에 새로 편입된다.

뇌졸중의 다양한 모습

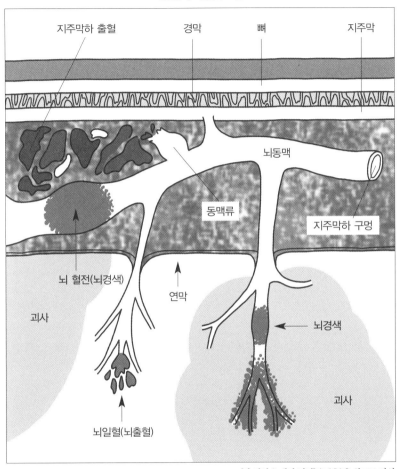

지주막하 출혈　　　경막　　　뼈　　　지주막

뇌동맥

동맥류

지주막하 구멍

뇌 혈전(뇌경색)

연막

괴사

뇌경색

뇌일혈(뇌출혈)

괴사

《약 점검은 생명 점검》(26호)을 참고로 작성

그런데 '뇌졸중'에 세 종류가 있다는 사실은 의외로 알려지지 않았다. 뇌졸중은 뇌의 혈관이 막히는 '뇌경색', 뇌의 혈관이 찢어져서 출혈을 일으키는 '뇌일혈(뇌출혈)', 뇌 표면의 혈관에 생긴 혹이 터져서 지주막이라는 수막 아래에 출혈이 발생하는 '지주막하 출혈' 등으로 나뉜다.(왼쪽 그림 참조)

1999년도 조사에 따르면, 뇌졸중을 일으킨 사람 가운데 뇌경색은 84%, 뇌일혈은 13%, 지주막하 출혈은 3%였다.

이 결과는 최근 화제가 된 유명인들의 예에서도 잘 알 수 있다.

작고한 오부치 게이조(小淵惠三) 전 총리, 야구 감독 나가시마 시게오(長嶋茂雄), 영화감독 고 오시마 나기사(大島渚), 정치인 이시하라 신타로(石原愼太郎), 가수 사이조 히데키(西城秀樹), 학자 구리모토 신이치로(栗本愼一郎), 탤런트 아사기 구니코(麻木久仁子), 프로레슬러 다카야마 요시히로(高山善廣), 여자 아나운서 오하시 미호(大橋未歩)…….

모두 뇌경색을 앓은 사람들이다. 그에 비해 뇌일혈이나 지주막하 출혈 관련 예는 얼른 떠오르지 않는다.

이처럼 뇌졸중 중에서 압도적인 비율을 차지하는 뇌경색은 어떤 병인가?

우선 뇌혈관에 작은 상처가 난다. 그러면 그 상처를 때우기 위해 상처 부위에 혈액이 응고한다. 흔히 피부에 상처가 나면 피가 흐르고, 그 피가 말라 상처 부위를 감싸면서 낫게 하는데, 이와 똑같은 현상이다. 작은 혈전이 생기면서 원활했던 피의 흐름이 방해를 받거나 소용돌이를 일으키며 흐르기 때문에 혈관은 더욱 상처가 나기 쉬워진다. 그러면 자연스럽게 혈전도 커져서 결국에는 혈관을 막아버린다. 이것이 바로 뇌경색이다.(오른쪽 그림 참조)

혈전은 서서히 커지는데, 혈관이 가늘어지고 막히는 것은 단기간에 발생한다. 갑자기 마비 등의 증상이 발생하는 것은 바로 이 때문이다.

뇌경색의 원인이 되는 피의 응고물은 뇌혈관에만 생기는 게 아니다. 심장에서 생긴 피의 응고물이 혈류를 따라 흘러와 뇌혈관을 막는 경우도 있다.

혈관은 두꺼운 것도 있지만 얇은 것도 있다. 흘러온 피의 응고물이 클 경우, 두꺼운 혈관을 막아버리기 때문에 몸에 미치는 영향도 커서 매우 빠른 시간에 증상이 나타난다.

혈관이 막혀 뇌가 산소 부족 상태에 빠지면 3~4분 안에 뇌세포는 괴사하기 시작한다. 한번 죽은 뇌세포는 복원되지 않는다. 때문에 목숨을 건졌다 해도 팔다리 마비나 언어 장애 등의 후유증을 남기는 경우가 많다. 뇌경색 치료는 결국 시간과의 싸움인 셈이다.

혈전이 생겨 뇌경색을 일으키기까지의 양상

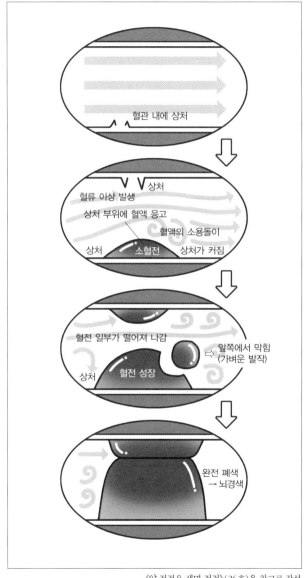

《약 점검은 생명 점검》(26호)을 참고로 작성

혈압약은 뇌경색 발병을
배가시킨다

흔히들 뇌경색의 원인을 고혈압에서 찾는데 사실은 그렇지 않다. 아니, 그렇지 않을 뿐만 아니라 오히려 혈압이 낮을 때 발생하는 질환이다.

뇌혈관이 막히면 몸은 사력을 다해 혈류의 강도를 높여 피의 응고물을 흘려보내려 한다. 즉 혈압을 높여 피의 흐름을 빠르게 함으로써 뇌를 지키려고 하는 것이다.

'고혈압 때문에 뇌경색이 발생하는 것'이 아니라 '뇌경색이 발생했기 때문에 혈압을 높여 낫게 하려는 작용'인데, 원인과 결과를 완전히 반대로 해석한다.

이때 혈류가 약해져서 피의 응고물을 떠내려 보내지 못하면 바로 뇌경색에 이르는 것이다. 이런 논리는 조금만 생각해도 쉽게 이해할 수 있다.

따라서 약으로 혈압을 떨어뜨리는 일은 목숨을 앗아가는 것과 같은 행위다. "뇌경색은 (혈압약을 처방한) 의사가 만든다"고 해도 과언이 아니다.

도카이 대학(東海大學) 의학부 명예교수인 오구시 요이치(大櫛陽一)의 연구에 따르면, "혈압약을 먹은 사람은 먹지 않은 사람에 비해 뇌경색 발생률이 두 배"라고 한다.

오구시 교수는 1999년부터 2007년까지 후쿠시마(福島) 현 고오리야마(郡山) 시에 사는 남녀 4만 명의 건강검진 데이터를 전국의 데이터와 비교한 연구에서, 혈압약이 뇌경색을 증가시킨다는 사실을 발견했다.

필자는 한 사람이라도 더 많은 의사가 혈압약 사용에 신중을 기해 주기를 바라 마지않는다.

그런데 왜 많은 사람들이 '뇌경색 예방을 위해' 혈압약을 먹고 있는 것일까?

사실 1950년대까지는 뇌졸중의 약 90%가 '뇌일혈'이었다. 시간이 흐르면서 뇌일혈은 줄고 뇌경색이 늘기 시작했다. 그리고 1970년대에 들어서자 역전되었고, 1990년대에는 '뇌일혈'이 10~20% 내외로 보합세를 유지한 데 비해, '뇌경색'은 80~90%까지 치솟아 1990년대 중반부터 갑자기 증가했다.

그럼 왜 옛날에는 뇌일혈이 이처럼 많았을까?

그것은 당시 일본의 영양 상태가 매우 안 좋았기 때문이다. 현재 상황을 빗대면 난민으로 넘쳐나는 개발도상국 수준으로, 특히 제2

차 세계대전 패전 이후 몇 년 동안은 식량을 점령국인 미국의 원조에 의지할 수밖에 없었다. 영양 상태가 안 좋으니 혈관이 약해져서 높은 혈압을 견뎌낼 수 없었던 것이다.

또 옛날에는 육체적인 스트레스가 셌다. 농사일이나 건설 현장의 육체노동도 지금처럼 기계를 사용하지 않고 거의 사람의 힘에 의존했다. 집안일도 가전제품이 없어서 청소나 빨래는 사람의 손을 빌려야 했다.

혈관이 약한 데다 강한 육체 스트레스가 더해지는 바람에 혈관이 쉽게 터져서 뇌일혈이 많았다. 때문에 '고혈압=뇌졸중으로 쓰러진다'는 이미지가 의사나 국민들 사이에 퍼져나갔다.

실제로 옛날에는 뇌일혈로 사람이 쓰러졌다는 이야기를 많이 들었다.

지금은 영양이 개선되고 육체노동도 거의 사라져 뇌졸중에서 뇌일혈이 차지하는 비중은 10～20% 수준까지 떨어졌다.

그럼에도 불구하고 '고혈압=뇌졸중'의 이미지만은 끈질기게 살아남아 뇌일혈 예방을 위해 몇천만 명의 사람들이 혈압약을 복용하고 있다. 예방 대상이 30년 전에서 멈춰버린 셈이다.

'뇌졸중'이라는 상자 안에 들어 있는 것이 혈압약을 먹음으로써 위험을 줄이는 '뇌일혈'에서, 오히려 위험을 높이는 '뇌경색'으로 바

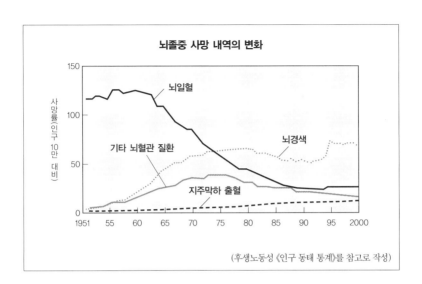

뇌졸중 사망 내역의 변화

사망률(인구 10만 대비)

- 뇌일혈
- 기타 뇌혈관 질환
- 지주막하 출혈
- 뇌경색

1951 55 60 65 70 75 80 85 90 95 2000

(후생노동성《인구 동태 통계》를 참고로 작성)

꿰었다.

그런데도 왜 고혈압 기준치를 자꾸만 내려 혈압약을 먹이려 하는가? 이제는 그 이유를 말하는 것조차 우스운 일이 될 것이다.

필자는 "혈압약은 절대 안 된다"고 말하는 것이 아니다. 혈압을 낮추면 뇌일혈의 위험을 줄일 수 있다. 그러나 뇌경색을 일으킬 확률 역시 높아진다.

환자에게 혈압약을 처방할 때 필자는 꼭 위의 내용을 설명하려고 애쓴다.

공정한 실험이
중단된 이유

대다수 의료 관계자는 "고혈압은 위험하므로 혈압을 낮춰야 한다"고 입을 모아 말한다.

달리 말하면 "혈압을 낮추면 오래 살 수 있다"는 얘기가 된다.

하지만 정말 그럴까?

혈압약을 먹으면 정말 수명이 늘어날까?

이 물음만큼 고혈압과 관련된 논의의 본질을 정곡으로 찌른 것도 없다. 동시에 혈압약을 먹이려는 사람들 입장에서 볼 때 '그렇다', '아니다'의 차이는 엄청나다.

이 물음에 대한 답은 임상 시험을 해보면 가장 분명하게 드러난다. 하지만 혈압약처럼 몇 년 동안 꾸준히 복용하는 약일 경우에는 실험 자체가 간단치 않다. 몇천 명 규모의 실험 대상자가 필요할 뿐 아니라 기간도 매우 길다. 따라서 실험을 진행하는 데에는 엄청난 비용이 소요된다.

또 정확한 결론을 얻으려면 가짜 약(전분을 넣은 캡슐)을 사용해야 한다. 진짜 약을 사용하는 그룹과 가짜 약을 사용하는 그룹을 비교해야 정확도가 높은 결론을 얻을 수 있기 때문이다. 약이 진짜인지 가짜인지는 의사나 환자 모두 모르게 해야 한다. 알게 되면 선입견이 생겨 증상이나 판단에 영향을 미치기 때문이다.

일본에서 고혈압은 국민병으로 인식되어 항상 이런저런 말들이 끊이지 않는다. 그런데도 가짜 약을 이용한 진정한 임상 시험이 실행된 적이 거의 없다는 사실은 놀랍기만 하다. 서양에서는 이미 여러 차례 실행되었는데 말이다.

그런데 일본에서는 딱 한 번 실행된 적이 있다. 정확히 말하면 실행되었다는 표현은 옳지 않다. 언론의 견제가 시작되면서 중단되었기 때문이다. 그런데도 그 실험에서는 정확도가 아주 높은, 믿을 만한 결론이 도출되었다.

후생성(우리나라의 보건복지부에 해당−옮긴이)이 주도한 사업의 일환으로 실시된 실험이 바로 그것이다. 1992년부터 70세 이상의 고혈압 환자 2000명을 추적 조사했는데, 1998년에 실험이 중단되었다(결론에 도달한 인원은 329명).

이 실험은 제약회사가 아닌 순수한 연구자의 주도로 이루어졌다.

제약회사의 주도로 이루어지는 실험의 경우 자기들 입맛에 맞는 결론이 나오게 한다는 사실은 앞에서 언급한 바 있다. 심지어 넘어서는 안 될 선을 넘어 데이터 조작까지 이루어지기도 한다.

그런 의미에서 이 실험은 공정성을 담보한, 실로 귀중한 사례라고 할 수 있다.

이 실험에서는 대상자를 두 그룹으로 나누었다. 한 그룹에는 혈압이 150/90 미만으로 유지되도록 혈압약을 투여했다. 처방된 약은 일본에서 가장 많이 사용하는 칼슘 길항제(拮抗劑)였다.

조사 기간 동안 실험 대상자의 최고 혈압이 두 번 연속 180을 넘을 경우는 곧바로 실험에서 제외시켜 치료하도록 했다.

그 결과, 혈압약을 사용한 사람과 사용하지 않은 사람의 사망률에는 별 차이가 없었다. 뇌졸중이나 심근경색의 발병률도 마찬가지였다.

실험을 중지한 사람 중에 중병이 발생한 사람의 내역

	혈압약	가짜 약
	105명	91명
뇌경색	8	5
심근경색	2	2
암	9	2
일과성 뇌 허혈 발작	1	1
기타 우발 증세	5	3
합계	25(23.8%)	13(14.3%)

(하마 로쿠로, 《고혈압은 약으로 내리지 마라!》에서)

고혈압은 병이 아니다

이는 고령자에게 혈압약은 아무 효과가 없음을 뜻한다.

그런데 문제는 암 발생률이 혈압약을 투여한 그룹에서 더 높게 나타났다는 사실이다.

연구자나 제약회사 양쪽의 기대와는 반대로 혈압약 투여에 따른 부작용이 강조된 결과가 나와버린 것이다.

그런데 이 실험이 진행되는 동안 일부 언론에서 '고혈압 환자에게 가짜 약을 사용하는 건 문제'라는 비난이 나왔고, 결국 실험은 중단되고 말았다.

물론 가짜 약을 사용하는 데 문제가 있는 것은 틀림없다. 하지만 문제가 있다면 애초부터 그렇다고 할 것이지, 왜 하필 그 상황에서 떠들어대는지 이해하기 어렵다.

만약 이 실험이 끝까지 진행되었다면 제약회사에 더욱 불리한 결과가 나올 것이기 때문에 중단시켰다는 주장을 펴도 반박하기 힘들 것이다〔이 내용은 하마 로쿠로(浜六郎)의 《고혈압은 약으로 내리지 마라!》에서 많이 참고했다〕.

혈압약을 먹으면
암에 걸린다

혈압약을 먹으면 왜 암 발생률이 높아지는 걸까?

그 이유는 혈압을 낮추는 구조에 있다.

혈압약은 몇 가지 유형이 있는데, 여기선 칼슘 길항제에 대해 살펴보겠다. 이 칼슘 길항제는 앞서 언급한 실험에도 사용되었고, 일본에서 가장 많이 처방되는 종류다.

혈압이란 혈액이 혈관 벽을 누르는 힘(압력)을 말한다. 혈액의 양이 같을 경우, 혈관이 넓으면 압력은 낮아지고, 반대로 혈관이 좁으면 혈압은 높아진다.

혈관 벽은 민무늬근(가로줄 무늬가 없는 근육. 척추동물에서는 내장이나 혈관 따위의 벽을 이룸-옮긴이)이라는 근육층으로 이루어져 있다. 그것이 필요에 따라 수축 또는 이완하면서 혈관의 두께를 조절한다.

예를 들어 흥분하거나 긴장하면 아드레날린이 분비된다. 아드레날린은 뇌나 근육의 혈관을 넓히는 작용을 한다. 그곳으로 많은 양의 혈액을 보냄으로써, 몸은 싸울 것인지 후퇴할 것인지에 대비한다. 이는 일종의 본능이며, 인간이 동물이라는 증거이기도 하다.

반대로 혈관을 수축시키는 대표적인 물질로, 담배에 함유된 니코틴을 들 수 있다. 비흡연자가 담배를 피우면 콜록콜록 기침을 하는데, 바로 혈관 수축 때문에 일어나는 현상이다.

혈관 수축에는 칼슘이 큰 영향을 미친다.

모든 세포의 표면에는 칼슘이 드나드는 작은 구멍(칼슘 통로)이 있다. 칼슘이 이 구멍을 통과하면 전기적인 변화가 일어나 혈관이 수축된다. 즉 혈압이 오르는 것이다.

칼슘 길항제에는 바로 이 칼슘 통로를 막는 효과가 있어 혈관은 수축하지 못하고, 넓어진 채로 있게 된다. 그래서 혈액이 쉽게 흐르는 상태가 되어 혈압이 내려가는 구조다.(80쪽 그림 참조)

예를 들면 늘 정체가 심한 좁은 길을 확장 공사로 넓힌 것과 같은 이치다. 즉 교통량은 변함없지만 도로 폭이 넓어졌기 때문에 흐름이 원활해지는 것이다.

그런데 칼슘 길항제에는 커다란 문제점이 있다.

칼슘 통로는 혈관뿐만 아니라 몸속의 모든 세포에 있다. 따라서 혈압약이 모든 세포의 칼슘 통로를 막아버리면, 세포는 제 기능을 다하지 못할 수도 있다.

이 때문에 생기는 가장 큰 폐해는 면역세포가 제대로 작동하지 못하는 일이다.

혈압약(칼슘 길항제)이 혈압을 낮추는 구조

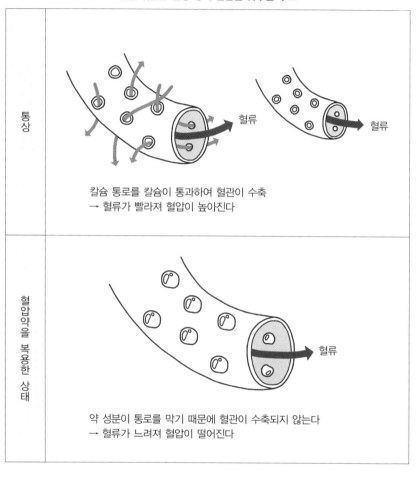

통상

칼슘 통로를 칼슘이 통과하여 혈관이 수축
→ 혈류가 빨라져 혈압이 높아진다

혈류

혈류

혈압약을 복용한 상태

약 성분이 통로를 막기 때문에 혈관이 수축되지 않는다
→ 혈류가 느려져 혈압이 떨어진다

혈류

면역세포는 몸속으로 침투한 바이러스를 제거할 뿐만 아니라 몸속에 생겨난 암이나 암으로 발전할 가능성이 있는 이상 세포를 찾아 없애준다.

이처럼 칼슘 길항제는 면역력을 떨어뜨림으로써 정상적인 경우라면 제거될 암의 싹을 방치하는 셈이다.

1993년 이바라키 현의 조사에 따르면, 혈압약을 복용한 사람은 복용하지 않은 사람과 비교했을 때, 암으로 인한 사망 위험도가 1.14배였다. 더욱이 남성에만 한정할 경우 1.3배나 높다는 결과가 나왔다.

면역력 저하는 암을 증가시킬 뿐만 아니라 기타 다양한 질병까지 발생시킨다.

이런 사실들로 미루어볼 때, 혈압약 사용은 될 수 있으면 삼가야 한다고 생각한다.

약으로 혈압을 내렸더니
치매에 걸리더라

올해 80세가 되는 B씨는 필자가 혈압약을 끊게 한 환자 중 한 사람이다. 정기적으로 필자의 진찰을 받으며, 별다른 문제 없이 건강하게 생활하고 있었다.

한데 1년쯤 전부터 진료를 받으러 오지 않았다. 필자는 별일 없기를 바라며 걱정했다. 그러던 어느 날, B씨의 딸이 진료실을 찾아왔다. 진찰을 마치고 그녀에게 물었다.

"아 참! 어머님은 건강하시죠?"

"실은 그 일로 선생님께 의논드리고 싶어서요……."

사정을 들어보니 이랬다. B씨는 최근 눈에 띄게 다리 힘이 약해져서 거리가 먼 필자의 진료소까지 통원하기가 힘들어 집 근처 병원에 다니고 있는데, 그 병원에서 혈압을 재보니 160 정도가 나와 혈압약을 먹기 시작했다고 한다.

"요즘 어머니가 좀 이상해요. 하루 종일 멍하니 있는가 하면, 한밤중에 부스럭거리며 뭔가를 찾지 않나, 불안한 듯 집 안을 왔다 갔다 하고 건망증도 심해졌어요. 나이 들어서 정신이 없는 건지. 괜찮을

고혈압은 병이 아니다

까요?"

그 말에 짚이는 데가 있었다.

"혈압약의 부작용 같군요. 약을 써서 무리하게 혈압을 낮추면 뇌로 피가 제대로 공급되지 않아요. 그러니까 노인들은 혈압약을 복용하면 안 되는 거죠."

만성 지능 저하는 뇌로 피가 잘 전달되지 않는 것이 하나의 원인이다. 따라서 무리하게 혈압을 낮추면 치매 발생 위험이 높아진다.

딸은 필자가 말한 대로 B씨의 혈압약 복용을 중지시켰다. 그리고 얼마 후에 B씨가 전처럼 건강해졌다며 얼굴 가득 웃음을 띠고 알려주었다.

고령자의 혈관은 일반적으로 동맥경화가 발생하게 되어 있다. 이는 얼굴에 주름이 많아지거나 머리가 희어지는 것과 같은 노화 현상으로, 매우 자연스러운 것이다. 가늘고 딱딱해진 혈관을 통해 몸속 구석구석까지 영양소와 산소를 공급하기 위해서는 높은 혈압이 필요하다.

고령자의 고혈압은 생명을 유지하기 위한 반응인 셈이다.

시가(滋賀) 의대 우에시마 히로쓰구(上島弘嗣) 교수가 실시한 연구 중에, 혈압약 복용과 고령자의 자립에 관한 매우 흥미로운 데이터가 있다.

이 연구는 1980년의 국민 영양 조사 대상이었던 사람을 14년 동안 추적, 조사한 것이다. 연구에 따르면, 혈압 140을 경계로 고령자의 자립도는 떨어진다. 즉 혈압이 높을수록 누워서만 지내거나 치매에 걸리는 사람이 많다는 뜻이다.

이 결과만 놓고 볼 때, 역시 혈압은 낮아야 하고 140을 넘을 경우 약으로 혈압을 낮춰야 한다고 생각할 것이다.

하지만 이 연구에는 혈압약을 복용한 사람과 복용하지 않은 사람을 비교한 데이터도 있다. 이 데이터에 따르면, 혈압이 얼마가 되었든 혈압약을 복용하지 않은 사람의 자립도가 더 높게 나타났다.(오른쪽 그래프 참조) 특히 약을 복용해 혈압을 120 미만으로 낮춘 사람은 자립도가 낮게 나타났다.

의사 중에는 혈압이 낮을수록 좋다고 생각하여 연령과는 상관없이 100 이하까지 끌어 내려야 한다는 사람도 있다. 정말 어처구니없는 일이다.

특히 고령자인 경우, 약으로 혈압을 낮추면 위험하다. 혈압은 낮아졌을지 몰라도 치매나 자리보전하고 눕는 사태가 벌어지면 무슨 소용이 있겠는가?

따라서 고령자는 어느 정도 혈압이 높아도 약으로 낮추는 행위는 피하는 것이 좋다.

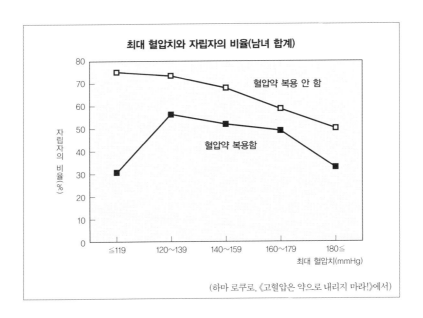

최대 혈압치와 자립자의 비율(남녀 합계)

혈압약 복용 안 함

혈압약 복용함

자립자의 비율(%)

최대 혈압치(mmHg)

(하마 로쿠로, 《고혈압은 약으로 내리지 마라!》에서)

고령자의 건강을 생각할 때 자립은 매우 중요하다. 스스로 식사나 배설, 옷 갈아입기 등이 가능한 것은 생활의 기본이다. 하지만 강제로 혈압을 낮출 경우, 거동을 못하거나 남의 도움을 받아야 하는 일이 생길 수도 있다.

왜 혈압약을 복용하면 자립도가 떨어지는 것일까?

약을 이용해 무리하게 혈압을 내리면 뇌의 혈류가 나빠진다. 실제로 혈압약을 먹기 시작한 후에 머리가 멍하거나 건망증이 심해졌다는 말을 자주 듣는다.

현기증을 일으키거나 다리가 후들거리는 일이 많다. 그 결과 자주 넘어진다. 고령자가 거동을 못하게 되는 원인 중 가장 큰 것이 넘어져서 뼈가 부러지는 일이다.

뼈가 부러져 침대에 누워 있는 동안 치매 증세가 나타나는 경우도 종종 있다. 만성 지능 저하는 걷기 같은 행동 장애를 일으키고, 심하면 거동을 못하게 되는 경우도 많다.

혈압약은 치매 외에도 온갖 부작용을 일으킨다. 혈압약은 종류가 많은데, 종류에 따라 부작용도 다양하다.

예를 들면 오래전부터 사용된 티아지드(thiazide)라는 이뇨제 계열의 혈압약은 요산이 체내에 고이는 현상 때문에 통풍의 원인이 된다고 밝혀졌다. 또 일본에서 가장 많이 사용되는 칼슘 길항제와 관련해서는 암에 의한 사망률이 높다는 사실도 앞에서 언급했다.

이외에도 헛기침, 잇몸 부종, 부스럼, 변비, 부종 같은 가벼운 증상에서 뇌경색, 심부전, 당뇨병 같은 무거운 증상까지 실로 다양한 부작용이 확인되었다.

어떤 약이든 작용과 부작용이 있게 마련이다. 효과가 좋은 약일수록 부작용 또한 강하다. 그러므로 약을 먹을 때는 이런 사실들을 잘 고려해서 먹어야 한다.

혈압은
나이와 함께 상승한다

기준치의 대폭적인 하향 조정 못지않은 문제가 연령에 따른 혈압의 차이를 무시한 처사다.

1960년대까지 혈압의 기준치는 '연령 +90'이었다. 필자가 공부할 당시의 의학부 교과서에도 그렇게 적혀 있었다. 이 공식에 따를 경우 나이 60이면 150, 70이면 160, 80이면 170이 된다.

혈압이 나이를 먹으면서 함께 오른다는 사실은 의학 상식이다. 그런데도 20세 이상은 모두 '성인'으로 뭉뚱그려 20대이든 80대이든 같은 기준을 적용하는 것은 이만저만 상식을 벗어나는 일이 아니다.

왜 이토록 비상식적인 행동을 하는 것일까? 여기까지 읽은 독자라면 이미 그 답을 알고 있을 것이다. 연령별로 기준치를 설정하기보다 일괄적으로 적용하는 것이 '환자 수'를 늘리기 때문이다. 그리고 기준치는 되도록 낮게 설정하면 된다.

이처럼 사기나 다름없는 방식이 당당하게 먹히는 것이 요즘의 의료인 셈이다.

나이를 먹으면 누구나 흰머리가 늘고 피부가 늘어져 주름이 생긴다. 마찬가지로 나이를 먹으면서 생기는 변화는 눈에 보이지 않는 몸 속에서도 일어난다. 내장 기능이 약해져 젊은 시절만큼 많이 먹을 수 없게 된다. 연골도 닳아서 무릎이나 고관절에 통증이 찾아온다.

필자 또한 70을 넘긴 뒤부터 많이 먹으면 가슴이 쓰리다. 아무리 바빠도 지하철역 계단을 두 단씩 뛰어오르는 일은 이미 할 수 없게 되었다. 그렇다고 해서 어느 누구도 나에게 '환자'라고 말하는 이는 없다. 나 스스로 '이젠 나이를 먹었구나' 하고 느낄 뿐이다.

마찬가지로 혈관도 나이를 먹으면 딱딱해진다. 유연성과 탄력성을 잃는 것이다. '동맥경화'가 바로 그것이다. 동맥경화는 혈관의 자연스러운 가령 현상(加齡現象, 질병이나 사고에 의한 것이 아니라, 나이를 먹으면서 생체 구조가 쇠퇴해가는 현상)이다.

동맥이란 심장에서 보내는 혈액이 통과하는 혈관을 말한다. 동맥을 통해 몸의 끝부분까지 보내진 혈액은 정맥을 지나 심장으로 되돌아온다.

일반적으로 동맥은 혈액 양에 맞추어 유연하게 혈관을 확장하거나 수축시키면서 심장 혹은 뇌 같은 장기나 근육 등의 조직에 필요한 산소와 영양분을 공급한다. 손목이나 목에서 맥박이 뛰는 게 느껴지는 것도 동맥에 탄력성이 있기 때문이다.

심장에서 내보낸 혈액은 불과 25초 만에 온몸을 누빈다. 혈액이 흐르는 속도는 시속 약 216km다. 혈액은 꾸불꾸불한 혈관을 통해 고속철 수준의 속도로 몸속을 달리고 있는 셈이다. 동맥은 탄력성 높은 벽으로 충격을 흡수하여 혈액이 흐르는 기세를 견뎌낸다.

그러나 나이를 먹으면서 혈관은 유연성을 잃고 딱딱해진다. 몸은 콜레스테롤이나 중성 지방 등을 혈관 벽에 부착시켜 혈관이 파열되지 않도록 보강해준다. 따라서 '동맥경화'는 자연의 순리에 맞는 반응인 것이다.

동맥이 딱딱해지면 확장과 수축이 힘들어지고, 그만큼 혈액을 보내기도 어려워진다. 뇌나 손발 끝까지 혈액을 보내기 위해 심장은 혈압을 높여 기세 좋게 피를 내뿜고 있는 것이다.

동맥경화는 나이를 먹을수록 심해진다. 그에 맞춰 심장도 혈압을 높인다. 따라서 나이를 먹을수록 혈압이 높아지는 것은 당연한 일이다. 그런데 이 같은 자연 현상을 약으로 낮춘다면 뇌나 손발 끝까지 피가 돌지 않아, 멍해지거나 현기증을 일으키게 된다.

실제로 혈압약을 복용하는 사람에게 약을 끊게 하면 대부분 머리가 맑아졌다며 좋아한다. 현기증이나 손발 저림이 없어졌다는 사람도 많다.

혈압이 180이어도
괜찮아

얼마 전에 80대 여성이 진료실을 찾아왔다. 겉보기에는 안색도 좋고, 아픈 곳이라곤 없어 보였다.

"선생님, 동맥경화는 없나요?" 여성은 불안한 듯 물었다.

70~80세가 되면 동맥경화는 있는 게 당연하다. 주름이 하나도 없는 할머니가 있을 수 없는 것처럼 동맥경화가 없는 고령자 또한 있을 수 없다.

필자가 "몸 전체가 동맥경화로군요. 동맥경화가 옷을 입고 걸어 다니는 것이나 다름없습니다"라고 하자, 여성은 눈을 동그랗게 뜨더니, "뭐라고요! 그럼 약 좀 주세요" 하는 것이었다.

"동맥경화는 가령 현상입니다. 약해진 혈관을 지키기 위해 콜레스테롤로 보강하는 거죠. 병은 아니니까 약으로 치료할 일도 없습니다. 그만큼 혈관이 잘 버티고 있는 겁니다. 건강하다는 증거죠."

이렇게 설명해주자, 그 여성은 안심한 듯 고개를 끄덕였다.

가령 현상은 병이 아니다. 동맥경화도 고혈압도 고콜레스테롤도 마찬가지다. 박모(薄毛)나 백발에 대해 그 누구도 '박모증', '백발증'

고혈압은 병이 아니다

이라고 하지는 않는다. 그런데 혈압이 높으면 '고혈압증', 콜레스테롤 수치가 높으면 '고지혈증'이라고 한다. 가령 현상에 병을 뜻하는 '증'을 붙이는 것 자체가 비상식이다.

무슨 말이든 꼭 붙이고 싶을 때는 '증'이 아니라 '상태'라고 하면 그만이다. '고혈압 상태', '고지혈 상태' 등은 중간적인 표현이면서도 병이라는 뜻과는 멀어진다.

또 어떤 70대 남성은 이런 고민을 털어놓는다.

"한밤중에 소변 때문에 잠이 깹니다. 젊었을 때는 아침까지 푹 잤는데, 지금은 두세 시간만 지나면 꼭 깹니다."

그래서 필자는 "한 번에 보는 소변 양은 어느 정도입니까?" 하고 물었다. 소변 양이 극도로 적은 경우는 방광이 예민해져 있을 가능성이 크다. 그런데 그 남성은 "소변 양이 적은 것은 아닙니다. 200~300cc 정도로 잘 나옵니다"라고 했다.

"그렇다면 걱정하실 필요 없습니다. 그건 나이 탓이니까요."

젊은 시절에는 항이뇨 호르몬이 기능을 제대로 발휘해 수면 중에는 신장의 활동이 제어되기 때문에 아침까지 푹 잘 수 있었다. 그런데 항이뇨 호르몬 분비는 나이가 듦에 따라 줄어든다. 한밤중에 소변이 마려워 잠에서 깨는 것도 바로 이 때문이다.

가령 현상은 누구에게나 있다. 백발이나 주름이 약으로 낫지 않는 것처럼 동맥경화나 소변이 자주 마려운 현상을 낮게 하는 약은 없다. 의사나 환자 모두 '나이'를 고려해야 하는 이유다.

하지만 현대의 의료는 '나이'를 아예 무시한다. 혈압이나 콜레스테롤 기준치에 '나이'는 전혀 고려 대상이 아니다. 20대이든 80대이든 130 이상이면 누구나 고혈압으로 진단한다. 세상에 이런 엉터리 의료가 어디 있는가.

혈압은 극단적으로 낮춘 현재의 기준치보다 옛날의 '나이＋90'으로 계산하는 것이 훨씬 합리적이다. 이는 오랜 세월 환자를 진찰해온 의사의 실질적 판단에 의해서만 할 수 있는 말이다. 또 실제 상황과 정확히 일치하는 내용이다.

130은 아무리 생각해도 지나치게 내렸다는 판단이다. 이는 엄청난 수의 건강한 사람까지 '고혈압증' 환자로 만들어 약을 먹게 한다. 이런 어리석은 일을 저지르고 있는 것이 지금의 의료다.

특히 고령자는 160～180이라도 괜찮다. 나이 들어 딱딱해진 혈관에 피를 돌게 하려면 그 정도의 혈압은 필요하기 때문이다.

사람의 몸은 약 따위가 범접할 수 없는 절묘한 조정 기능을 가지고 있다(단, 수축기 혈압이 200mmHg를 넘거나 심장에 지병이 있는 경우에 한해서는 약 복용을 부정하지 않는다).

인체의 모든 반응에는
반드시 목적이 있다

사람의 몸이 반응하는 데에는 다 목적이 있다. 예를 들어 감기에 걸렸을 때 열이 나는 것은 체온을 올려 바이러스를 죽이기 위해서다.

하지만 감기에 걸려 병원에 가면, 당연하다는 듯 해열제나 항생제를 처방해준다. 그리고 대부분의 사람들은 아무 생각 없이 주는 대로 받아먹는 것이 현실이다.

감기에 걸리면 몸은 어떤 반응을 하는가?

먼저 감기의 원인은 대부분 바이러스에 있다. 바이러스는 온도가 낮고 공기가 건조할수록 활발하게 활동한다. 반대로 따뜻하고 습도가 높은 환경에서는 활동력이 떨어진다. 겨울철에 감기가 잦은 것도 바로 이 때문이다.

바이러스가 호흡기를 통해 몸속으로 침투하면 백혈구 같은 면역을 담당하는 세포가 달려들어 퇴치한다. 바이러스의 침입을 막으려고 기침이나 재채기를 해대며 밖으로 쫓아내려 하거나 콧물을 분비해 바이러스가 점막에 붙으려는 것을 방어한다.

결국 열이 나면 피부 안쪽에 퍼져 있는 혈관을 수축시켜 땀샘을 막아 몸에서 열이 달아나지 못하도록 한다. 또 근육을 떨게 함으로써 열 생산을 촉진한다. 감기가 들면 몸이 오싹오싹하거나 춥지도 않은데 소름이 돋는 것과 같은 현상은 바로 이 때문이다.

체온이 올라가면 바이러스와의 전쟁은 순식간에 몸 쪽이 유리하게 바뀐다. 바이러스는 온도가 높을수록 공격력이 약해지는 데 비해 백혈구 같은 면역세포는 체온이 올라갈수록 움직임이 활발해지기 때문이다.

감기가 들면 어린아이의 경우에는 놀랄 만큼 고열을 낸다. 39~40도는 예사다. 그러나 안정만 잘 취하면 하루 이틀 사이에 낫는 경우가 많다. 어린아이가 고열을 내는 것은 면역세포가 건강하기 때문이다. 반대로 나이를 먹을수록 미열만 계속되고 나으려는 감기는 좀처럼 낫지 않는다.

바이러스가 열을 내서 몸을 괴롭히는 것이 아니라, 바이러스와 싸우기 위해 몸이 스스로 체온을 높이는 것이다.

이때 해열제를 먹으면 체온은 다시 내려간다. 즉 해열제가 바이러스를 돕는 상황이 되는 셈이다.

따라서 해열제 복용은 감기를 오래가게 한다. 치료가 늦어지는 만큼 체력은 소모되고 면역력이 떨어진다. 따라서 감기에 걸렸을 때 해열제를 먹는 것은 아물게 하려는 상처를 스스로 더 크게 하려는 행위나 다름없다.

　그런데도 의사는 "38.5도가 되면 약을 드세요" 하며 해열제를 처방해준다. 의사에게 해열제가 안 좋다는 인식 자체가 없기 때문이다. 혈압약도 이와 똑같다.

생명을 지키기 위해
내 몸은 스스로 혈압을 높인다

감기에 걸려 의사를 찾아가면 해열제와 함께 항생제를 처방해주는 경우가 많다.

항생제에는 어떤 효과가 있을까?

항생제는 '세균'에만 힘을 발휘한다. 대장균이나 적리균(발열, 복통, 피가 섞인 설사를 일으키는 균) 등은 세포를 가지고 있어서 스스로 분열할 수 있는 미생물이다.

한편, 감기나 인플루엔자의 원인이 되는 '바이러스'는 세균보다 한참 작고 스스로 분열할 수 없다. 사람의 세포에 침투한 뒤 자신의 복사체를 만들어 개체 수를 늘린다. 항생제는 세포 증식을 억제하는 약으로, 바이러스에는 효과가 없다. "감기 특허 약을 발명하면 노벨상감이다"라는 말이 나온 것도 이 때문이다.

또 항생제는 사람에게 유익한 세포까지 죽여 인체에 꼭 필요한 세포의 균형을 깨뜨린다. 때문에 설사나 칸디다(사람이나 동물의 입안, 피부 등에 기생하며, 평상시에는 무해하나 저항력이 약해졌을 때 이상 증식하여 가려움증, 설사, 패혈증 등을 일으킴) 등의 부작용을 일으키기도 한다.

감기 때문에 항생제를 복용하는 것은 백해무익한 일이다. 그런데도 대부분의 의사들이 항생제를 처방한다.

이와 똑같은 경우를 식중독에서도 찾을 수 있다. 1990년 사이타마 현 우라와 시의 한 유치원에서 O-157에 의한 집단 식중독이 발생했다. 오염된 우물물을 마신 유치원 직원과 원생 및 그 가족 등 319명이 식중독에 걸려, 불행히도 원생 두 명이 목숨을 잃었다. 사망한 두 어린이는 설사약을 처방받았다고 한다.

의사의 판단이 틀렸음은 말할 나위도 없다. 설사는 멈추게 했지만 독소가 몸 밖으로 배출되지 않아 원생의 목숨을 앗아간 것이다.

설사는 나쁜 물질을 배출하려는 몸의 반응이다. 이 불행한 사건 이후에야 "설사는 멈추게 해선 안 된다"는 게 정설이 되었다.

인간을 포함해 모든 생명체의 기본 과제는 '종족 보존'이다. 그 이전에는 자신이라는 개체를 지켜야 한다. 신체의 반응은 모두 '개체의 목숨을 지키기 위해' 발생하는 것이다.

이는 38억 년 동안 지구에 살았던 모든 생명체의 역사이기도 하다. 오랜 기간을 지나면서 생물은 목숨을 지키기 위한 시스템을 진화시켜왔다. 그 진화의 최첨단에 있는 우리 인간은 역사상 가장 우수한 몸 시스템을 가지고 있다. 때문에 열이 나거나 설사를 하는 것

97

제2장 | 뇌경색은 의사가 조장한다

이다. 만약 그런 반응이 없다면 균이나 바이러스에 의해 멸종되고
말 것이다.

여름에 땀을 흘리는 것은 땀을 흘림으로써 기화열로 체온을 내리
기 위해서다. 겨울에 소름이 돋는 것은 털을 세워 공기층을 만듦으
로써 체온을 지키기 위해서다.

이와 똑같은 현상을 혈압에서도 찾을 수 있다. 혈압이 높은 사람
은 몸속에서 혈압을 높여야만 하는 어떤 일이 일어나고 있는 것이
다. 즉 목숨을 지키기 위해 몸은 스스로 혈압을 높인다.

앞뒤가 바뀐
원인과 결과

"선생님, 머리가 아파요. 집에서 혈압을 재보니까 180이나 나왔어요."

환자가 이런 말을 하면 대부분의 의사는 이렇게 말한다.

"두통은 혈압이 높기 때문이지요. 혈압을 낮추면 나을 겁니다."

그러고는 혈압약을 처방해준다.

혈압약을 먹으면 두통은 사라질지 모른다. 하지만 그것은 임시방편에 지나지 않는다. 원칙대로라면 '혈압이 180까지 올라간 이유'를 밝히는 것이 맞다.

많은 사람들이 착각하고 있는 것이 있다. 그것은 '혈압이 높아서 머리가 아픈 것'이 아니라는 사실이다. 머리가 아픈 것은 '머릿속에서 무슨 일이 일어나고 있기 때문'이다. 그래서 우리 몸은 혈압을 높여 영양소나 산소를 포함한 혈액을 대량으로 보내 두통을 멎게 하려 한다. 원인과 결과가 뒤바뀐 것이다.

또 다른 환자는 이렇게 묻는다.

"요즘 어깨가 아파 죽겠어요. 혈압을 쟀더니 170이 나오더라고

요. 혈압이 높아서 어깨가 아픈 게 아닐까요?"

"아닙니다. 어깨가 아프니까, 몸이 혈압을 올려서 어깨 아픈 걸 낫게 하려는 겁니다. 그러니까 스트레칭을 하거나 자세에 신경을 써서 몸을 잘 돌보세요."

이렇게 말해주자, 환자는 "그런 거였군요" 하면서 이해하는 눈치였다.

하지만 많은 의사들이 "혈압약을 처방해드릴게요" 한다.

왜 머리가 아픈 걸까? 어깨는 왜 결리는 걸까? 혈압이 높은 건 왜일까? 도대체 원인을 생각하려 들지 않는다. 그야말로 의사의 태만이라고밖에 생각되지 않는다.

몸의 반응 중에서 쓸데없는 것은 하나도 없다. 그런데도 혈압이 올라가는 것 자체만을 안 좋은 상태로 못 박아두고 열심히 약을 처방하고 있다.

2002년 국민 영양 조사에 따르면, 20세 이상의 국민 중에서 혈압약을 복용하는 사람은 남성이 21.2%, 여성이 20.4%였다. 그런데 2011년 같은 조사에서는 남성이 30.1%, 여성이 25.3%로 크게 증가했다. 60~69세 구역을 보면 남성이 36.6%, 여성은 34.9%이고, 70세 이상에선 남성이 55.3%, 여성은 49.5%까지 치솟는다. 10년 사이에 혈압약을 복용하는 사람이 늘어난 것은 조금이라도 혈압이 높

고혈압은 병이 아니다

으면 의사가 바로 약을 처방해주기 때문이다.

한편 기준치는 180→160→140→130으로 점점 내려갔고, 그때마다 1000만 명 단위로 '환자'가 늘어났다.

이렇게 해서 '환자'가 마구 만들어지고, 약값으로 막대한 돈을 낭비하는 것이다. 그 비용을 다른 곳에 사용하면 많은 병을 치료하거나 예방할 수 있는데, 이 얼마나 아까운 일인가?

가장 합리적인 의료 행위란 어떤 것인지를 진지하게 재고해야 할 때가 되었다. 작가 이쓰키 히로유키(五木寬之)는 그의 작품〈임주기〔林住期, 불교에서 말하는 인생의 4주기 중 세 번째. 20세까지는 면학에 힘쓰는 학생기(學生期), 40세까지를 가정에서 가족과 보내는 가주기(家住期), 60세까지를 숲에서 자신을 발견하는 임주기(林住期), 60세 이후에 집에서 버려져 방랑의 여행을 떠나는 유행기(遊行期)라고 한다−옮긴이〕〉에서 이런 말을 한다.

"혈압만 해도 그렇다. 고혈압 기준치가 몇 번이나 개정되어, 이제까지 정상이라고 생각했던 수치가 비정상이 되어버렸다. 이를 의학 사상의 진보라며 무턱대고 예찬하는 것이 과연 옳은 일일까. 요즘 난처한 문제 중 하나는 국민을 마구 환자로 만들어 약으로 치료하려는 움직임에 정치적인 색채가 짙어진 점이다."

안목 있는 사람은 역시 꿰뚫어 보고 있다.

약을 처방하는 것은
의사의 자기 보호술

혈압이 조금이라도 높을라치면 의사는 곧바로 약을 먹이려 한다. 아니, 한술 더 떠서 "약은 평생 먹어야 합니다"라고 말한다.

감기라도 걸려 병원에 갔다가 많은 양의 약이 처방되어 당황한 경험은 없었는가?

해열제, 항생제, 기침약, 콧물약, 소염제, 위장약…… 등등. 이런 약이 5일 치 또는 일주일 치나 되면 그 양만 해도 만만치 않다. 그리고 대부분 다 먹기도 전에 낫는 경우가 많다.

개중에는 정곡을 찌르듯 '의사는 돈벌이 때문에 일부러 약을 많이 처방해', '약을 많이 쓰면 쓸수록 의사만 배부르지' 하고 생각하는 사람도 있을 법하다.

이는 1980년대 초까지는 그랬다. 하지만 이후부터는 사정이 달라졌다. 지금은 약을 많이 처방해도 의사가 돈 버는 일은 없다. 약의 매입가와 판매가가 거의 같기 때문이다. 일본의 경우 약의 판매가는 나라에서 정하기 때문에 돈을 벌 수 없는 구조다.

또 과거에는 병원에 가면 병원에서 약을 사야 했지만, 지금은 병원에서는 처방전만 받고 약은 약국에서 구입하게 되었다.

그전에는 물론 의사가 약으로도 돈을 벌었다. 진료비는 적게 받고 대신에 약 판매액으로 이익을 올리는 구조였다. 이는 공식적으로 그렇게 하기로 되어 있었던 것이 아니라, 극히 일본적인, 일종의 관습 같은 것이었다. 약을 많이 처방할수록 의사가 돈을 버는 그런 시절이 분명 있었다.

하지만 1980년대 무렵부터 '약장사 의료'가 도마 위에 올랐다. 의사가 돈을 벌기 위해 지나치게 많은 약을 처방하거나 되도록 비싼 약을 쓰도록 환자를 유도하는 일이 문제가 되었던 것이다.

그 때문에 의사가 약으로는 돈을 벌 수 없는 시스템으로 바뀌었다.

지금은 필자를 포함해 동네 병원은 몹시 궁핍하다. 자식에게는 똑같은 고생을 시키지 않으려고 자기 대에서 병원 문을 닫는 동료 의사도 많다.

전에는 몇 대씩 의사로 가업을 잇는 집이 많았다. 이는 약으로 돈 버는 권리를 계속 이어갈 수 있었기 때문이다. 하지만 그 권리가 없어진 지금, 의사는 더 이상 부자가 아니다.

그럼 의사는 왜 아직도 변함없이 약을 많이 처방하는 것일까?

그것은 일종의 '보험'이라고 할 수 있다.

의사는 진단을 정확히 내리지 못할 경우 약을 많이 처방한다. 속담에 "초시가 잦으면 급제가 난다"는 말처럼, 약을 많이 처방하면 그중 하나라도 걸려서 병이 낫는다는 뜻이다.

감기인 것 같지만 그렇지 않은 경우도 있다. 결핵, 폐렴, 백일해, 알레르기성 비염 등의 초기 증상은 감기와 흡사하다.

'표준 치료'가 갖는 위압감도 크다. 이는 전국 의사들에 대한 치료 매뉴얼이다.

예를 들어 환자의 혈압이 높을 경우, 의사는 매뉴얼에 따라 '수축기 130, 이완기 85'를 기준으로 약을 처방한다. 그렇게 하지 않으면 치료를 제대로 하지 않았다는 비난을 받기 때문이다.

하지만 의료의 목적이 단순한 숫자 맞추기가 되어서는 안 된다. 매뉴얼에 우선하여 환자의 건강을 보살피지 않는다면, 그 의사는 불성실하다고 생각할 수밖에 없다.

필자는 혈압이 높은 환자가 와도 원칙적으로 혈압약을 처방하지 않는다. 감기 든 사람에게는 "약으로는 낫지 않습니다. 안정을 취하는 게 제일 좋습니다" 하고 돌려보낸다.

그 때문에 "저 선생은 약을 안 줘", "돌팔인가 봐"라는 뒷담화감이 되거나, 가끔이지만 면전에 대고 불만을 토로하는 사람도 있다. 필자의 완고한 대처에는 우리 간호사도 질색한다.

하지만 필자는 그래도 만족한다.

고혈압은 병이 아니다

제3장

혈압 측정,
절대로 하지 마라

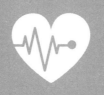

혈압은
개성이다

필자는 지금까지 누구도 의심하지 않았던 "혈압은 높으면 안 되고, 낮을수록 좋다"는 이 말이 얼마나 어리석은지를 설명했다. 세 항목으로 간단히 정리하면 이렇다.

첫째, 낮추기만 하는 기준치는 완전히 엉터리다.

둘째, 나이를 먹으면서, 또는 몸 상태에 따라 혈압이 오르는 것은 몸의 올바른 반응이다.

셋째, 이를 무리하게 약으로 내리면 뇌경색이나 암 등 중대 질환을 일으키기 쉽다.

그럼 이제부터는 조금 다른 시각에서 살펴보자.

사교적이면서 휴일에도 여기저기 돌아다니는 등 가만히 있는 것 자체를 불안해하는 사람은 혈압이 높다. 반대로 집에서 독서를 하거나 TV를 보는 것이 가장 행복하다는 사람은 대체로 혈압이 낮다.

즉 혈압은 개성이라는 의미다.

개성은 인생을 좌우한다. 그리고 혈압은 그 사람의 삶에 큰 영향을 미친다.

혈압이 높아서 활동적인 성격이 되는 건지, 혈압이 낮아서 얌전한 성격이 되는 건지는 알 수 없다. 그것은 "달걀이 먼저냐 닭이 먼저냐"와 같은 이치다. 혈압도 개성도 사람마다 제각각 다르다.

이런 사정을 전혀 고려하지 않은 채 "누구나 혈압은 130 미만이어야 한다"고 못 박는 것은 너무 성의 없는 일이다.

모든 사람의 혈압을 같은 기준에 맞추려는 것은 융통성 없는 행동이다. 혈압은 성격과 마찬가지로 사람마다 다르다. 그러므로 유연한 사고가 필요하다.

더 중요한 것은 우리의 몸이 끊임없이 혈압을 가장 좋은 상태로 조절하고 있다는 사실이다. 스스로 자동 변속을 하는 자동차 기어처럼 자동적으로 바뀐다고 생각하면 된다.

예를 들어 전철역에 계단과 엘리베이터가 있다고 하자. '건강을 위해서 계단을 이용해야지' 하며 계단을 오르면 그 사람의 혈압은 200 가까이 급상승한다. '피곤하니까 엘리베이터를 타자'고 한 경우라면 물론 혈압은 그대로다.

혈압을 올리지 않는 이상, 계단을 오르는 운동은 불가능하다. 육체적인 스트레스에 대응하기 위해 우리 몸은 혈압을 올리는 것이다.

혈압은 하루 종일 끊임없이 변한다.

밤에 숙면을 취하고 있을 때 혈압은 내려간다. 낮에는 150 정도를

고혈압은 병이 아니다

유지하는 사람도 잠들었을 때는 110 정도까지 떨어진다.

아침에 일어나면 혈압은 다시 오른다. 낮 동안의 활동에 대비해 몸이 준비하고 있는 셈이다. 화장실에서 힘을 줄 때나 심지어 이를 닦을 때에도 혈압은 올라간다.

회사에 출근해 사람을 만나거나 업무를 볼 때도 혈압은 올라간다. 부하 직원을 꾸짖거나 반갑지 않은 사람을 만나면 혈압은 급상승할 것이다. 정신적인 스트레스와 싸우기 위해 몸이 혈압을 올리는 것이다.

앉아 있는 경우에도, 집에서 한가하게 TV를 보고 있을 때와 사무실에서 일할 때의 혈압은 전혀 다르다.

환자 중에는 "아침에 잴 때는 130이었는데, 병원 대기실에서 잴 때는 140이 나왔어요. 어느 쪽이 맞는 거죠?" 하고 묻는 경우가 있다.

이런 질문은 참으로 난처하다. 왜냐하면 대답하기가 애매하기 때문이다.

그럴 때 필자는 이렇게 대답해준다.

"혈압은 하늘을 떠도는 구름처럼 잡을 수 없는 것입니다. 하루에도 몇 번씩 바뀝니다. 몇 발짝만 걸어도 바뀌거든요. 그때그때 내 몸에 가장 알맞은 혈압으로 조절해주는 거죠."

혈압은 언제나 올바르다. 아무 때나 변하는 수치는 모두 올바르다.

역으로 표현하면 어떤 수치를 기준으로 삼을지 결정할 수가 없다.

어느 한순간의 혈압만 가지고 '높다', '낮다'를 판단하는 것 자체가 처음부터 잘못됐다.

대부분의 사람들은 건강진단을 통해 혈압이 높다는 지적을 받고 치료를 시작한다. 그런데 건강진단 때 측정하는 혈압은 높을 수밖에 없다.

우선 병원에 가는 일 자체가 스트레스다. 따끔한 주삿바늘을 통해 채혈 과정을 거치고, 바륨을 마셔야 하는 일도 있다. 그 과정에서 또 스트레스를 받는다.

게다가 무뚝뚝한 의사가 무성의하게 팔뚝을 잡고 혈압을 잰다면 높은 혈압 수치가 안 나오는 것이 오히려 이상할 지경이다. 오죽하면 병원에서 잴 때만 혈압이 높게 나온다는 '백의(白衣)의 고혈압'이라는 말까지 있을까? 그만큼 의사와 마주하는 일 자체가 상당한 긴장을 동반한다는 의미일 것이다.

또 평소 신경이 예민한 사람이라면 의사나 간호사가 아니어도, 사람들이 많은 곳에서 혈압을 재는 것 자체만으로 혈압이 높게 나오는 예가 많다.

고혈압은 병이 아니다

근거 없는
아침 혈압 측정

의사에게도 문제가 있다. 많은 의사들이 올바른 혈압 측정법을 잘 모른다.

고혈압 치료 가이드라인에는 혈압을 잴 때 "적어도 15분 이상 안정을 취한다"고 적혀 있다. 하지만 이를 제대로 지키는 의사가 과연 얼마나 될까?

의사는 항상 바쁘다. 밀려드는 외래 환자를 쉬지 않고 진찰해야 하기 때문에, 측정하기 전에 안정을 취할 시간을 주는 의사가 거의 없는 것이 현실이다.

그렇다고 해서 "병원에서 재면 높게 나오니까 집에서 재자"라는 의견에도 필자는 찬성할 수 없다.

왜냐하면 혈압을 재는 바로 그 순간, 평상심을 유지할 수 없기 때문이다. TV를 보면서 편안히 쉬고 있을 때와 같은 기분으로 혈압을 잴 수 있는 사람은 없다. 혈압 측정기를 손에 든 순간, 혈압은 이미 저 높은 곳으로 올라가버린다. 그래서 높게 나오면 다시 잰다.

개중에는 한 번에 여러 차례 재는 사람도 있다. 그런 사람은 대체로 잴 때마다 조금씩 높게 나오기 때문에 더욱 걱정하게 된다. 그 걱정이 또다시 혈압을 올린다. 한마디로 악순환의 반복인 셈이다.

혈압을 재는 시기에 대해서도 필자는 강한 의심을 품고 있다.

의사들은 대개 아침에 혈압을 재라고 요구한다.

그 요구에 대해 필자는 이렇게 묻고 싶다.

아침에 재야 하는 과학적인 근거가 있는가?

있을 턱이 없다. 근거도 없는 것을 왜 그토록 확정적으로 요구하는지 필자는 이해할 수 없다.

의사가 아침에 재라고 요구하면 사람들은 당연히 그것이 기준이라고 생각할 것이다.

하지만 아침에는 그 누구라도 혈압이 높다. 우리 몸은 아침이 되면 '자! 이제부터 활동할 시간이야' 하며 혈압을 올려 대비하기 때문이다.

반대로 식사 후에는 대체로 혈압이 내려간다. 목욕 후나 배뇨, 배설 후에도 혈압은 내려간다. 갑자기 일어선 다음에도 내려가는 경우가 있다.

그럼 내려갔을 때 측정하는 것이 좋으냐면 그렇다고 말하기도 어렵다.

높을 때 재는 것이 좋다면 계단을 뛰어올라간 후에 재면 된다.

고혈압은 병이 아니다

요컨대 언제 측정하는 것이 좋은지에 대한 기준은 없다. 그런데도 의사들은 한결같이 아침에 측정할 것을 권한다. 하지만 정작 의사 자신들은 그 이유를 모른다.

　이쯤 되면 그것은 단순한 습관이다. 아무 이유 없이 그렇게 하고 있는 데 지나지 않는다.

　습관은 과학이 아니다. 이런 비과학적인 것을 근거로 치료와 지도가 이루어지고 있으니 한심하다고 이야기할 수밖에 없다.

혈압 측정기는
지금 당장 내다 버려라

혈압과 혈압 측정기에 대해서도 설명할 필요가 있다.

의사가 사용하는 것은 수은 혈압계다. 이것을 사용할 때 의사는 환자의 가슴에 청진기를 댄다. 어떤 소리를 듣고 있는 걸까? 이런 의문을 품는 사람도 많을 것이다.

현재 병원에서 주류를 이루는, 수은 혈압계를 이용한 혈압 측정이 시작된 것은 약 100년 전이다. 러시아의 군의관이었던 니콜라이 코로트코프(Nikolai Korotkov)에 의해 사용된 데서 '코로트코프법'이라고 한다.

혈압을 잴 때는 우선 압박대를 감아 팔뚝 위쪽의 동맥을 압박한다. 혈관을 좁혀 일시적으로 피가 흐르지 않게 하기 위해서다.

그리고 천천히 압박을 풀면 혈관이 열리고 혈액이 한꺼번에 흐르게 된다. 이때 눌린 혈관 안에서 혈액의 소용돌이가 생기면서 그것이 혈관 벽에 부딪혀 통통 하는 소리(코로트코프 음)가 들린다. 맨 처음 소리가 들린 시점의 압력을 최고 혈압(수축기 혈압)이라고 한다. 그런 다음 압박대의 공기를 빼면 그에 따라 혈관도 넓어진다. 혈액이 평소대로 흐르면 소리도 들리지 않게 된다. 그때의 압력이 최저 혈압(이완기 혈압)이다.

만약 혈압이 200이나 되는 사람인 경우 압박대를 힘주어 채우지 않으면 피의 흐름이 좀처럼 멈추지 않는다. 그리고 압박을 느슨하게 하면 빠른 속도로 피가 흐른다. 그러면 격심한 소용돌이가 생겨 혈관 벽에 부딪히는 소리도 커진다. 반대로 혈압이 낮은 사람은 혈관에서 나는 소리도 작다.

의사는 청진기로 바로 이 소리를 듣고 있는 것이다. 전자식 혈압계의 경우는 압박대에 내장되어 있는 마이크로 코로트코프 음을 읽어낸다.

혈압계의 단위는 'Hg', 즉 수은이다. 혈압이 160mmHg라는 것은 수은주를 16cm 밀어 올리는 힘을 가졌다는 뜻이다. 수은은 물의 13배나 되는 비중을 갖고 있다. 물로 쟀다면 16cm×13배다. 심장은 약 2m나 물을 뿜어 올릴 정도의 강한 힘으로 혈액을 온몸으로 보내고 있는 셈이다.

만약 물로 혈압계를 만들려면 2~3m나 되는 거대한 구조물이 될 것이다.

무사 활극 영화를 보면 칼에 베인 사람의 몸에서 피가 좌악 뿜어져 나오는데, 이는 전혀 과장된 장면이 아니다. 그만큼 심장이 혈액을 온몸으로 보내는 힘은 강하다.

하지만 수은 혈압계에는 약점이 있다. 의사나 간호사의 숙련도에 따라 오차가 생기기 쉽다. 또한 코로트코프 음도 사람마다 다른 팔의 굵기에 따라 소리가 다르다. 집에서 잴 경우, 내장된 마이크가 삐뚤어지거나 주위의 잡음에 영향을 받는 등 정확한 혈압을 재는 것이 매우 어렵다.

그런데 1980년대 중반에 등장한 '오실로메트릭법(oscillometric method)'에 따라 가정용 혈압계가 크게 발전한다.

오실로메트릭법은 코로트코프 음이 아니라 맥파(맥을 파형으로 읽어낸 것)를 근거로 혈압을 측정한다. 혈액은 심장의 고동에 따라 흐른다. 손목이나 목에 손가락을 댔을 때 맥을 느낄 수 있는 것도 이 때문이다. 압박대를 느슨하게 하면 혈류에 의해 혈관이 부풀어 오른다. 오실로메트릭법은 이 진동에 의한 미묘한 압력의 변화를 감지하여 혈압을 측정한다.

오실로메트릭법에서는 압박대 자체가 센서 역할을 한다. 마이크가 없어도 되기 때문에 구조 자체가 단순하고 값도 싸다. 집에서 재도 오차가 적어, 이를 이용한 가정용 혈압계는 폭발적으로 보급되었다. 도시 곳곳에 설치된 혈압계 대부분은 이 오실로메트릭법이다. 지금은 2만~3만 원 하는 상품에서 더 정확히 측정한다는 고가의

고혈압은 병이 아니다

상품까지 나와 있다.

이처럼 가정용 혈압계는 널리 보급되어 있다. 하지만 이런 현상에 대해 필자는 한심하다는 생각밖에 들지 않는다.

혈압이 걱정되어 진료실을 찾아오는 사람들에게 필자는 항상 똑같은 말을 해준다.

"혈압계가 있으니까 자신도 모르게 신경을 쓰게 되는 겁니다. 집에서 혈압을 측정한다고 좋아지는 건 하나도 없습니다. 혈압계는 그냥 내다 버리세요."

혈압이 다 내려가면
인간은 죽는다

필자의 진료실에는 다른 병원에서 보내오는 환자가 적지 않다. 며칠 전에도 치과에서 소개를 받았다며 환자가 찾아왔다.

"이를 치료하기 전에 혈압을 쟀는데 200이나 나왔어요. 이 상태로는 안 되겠으니 혈압을 낮춘 다음에 치료하자는군요."

이런 비상식적인 이야기가 있을까? 이를 치료하는 일은 누구에게나 긴장되는 일이다. 어떤 사람은 치과 의자에 앉기만 해도 땀으로 등이 흥건하게 젖는 사람도 있다. 그만큼 치과 치료는 긴장을 동반한다.

스트레스는 혈압을 올린다. 치과 치료 전에 혈압을 쟀다면 높은 수치가 나오는 건 당연한 일이다.

또한 몸은 심리적인 영향도 많이 받는다. 필자에게 환자를 보낸 그 치과 의사는 심리 상태와 혈압의 관계를 아예 모르는 사람이다.

그런가 하면 안과에서 온 환자도 있다.

"백내장 수술을 할 건데 혈압 좀 낮춰주세요."

수술이라는 엄청난 스트레스와 싸우기 위해 몸이 혈압을 올린 것

고혈압은 병이 아니다

이다. 그만큼 몸이 건강하다는 방증이라고도 할 수 있다. 혈압을 올릴 수 있을 만큼 건강한 몸이므로, 수술 또한 잘 견딜 수 있을 거라는 뜻이다.

높은 혈압이 안 좋은 상황이라면, 치아 치료나 눈 수술을 앞두고 혈압이 내려가는 것이 좋다는 말인가? 혈압이 내려갔다는 것은 매우 중대한 일이 발생했다는 신호다. 쇼크, 심근경색, 다량의 출혈 등등 뭔가 큰일이 생긴 것이다.

대부분의 의사는 혈압이 내려가면 오싹해진다. 눈앞의 환자가 죽을 수도 있기 때문이다. 하지만 혈압이 높아졌다면 안심한다. 혈압이란 그런 것이다. 내려가는 것이 두렵지, 올라가는 것은 걱정할 것이 못 된다.

원래 의사란 혈압이 내려가는 것을 걱정해야 하는 직업이었을 법하다. 모든 의사가 기본으로 돌아가 생각해주었으면 싶다.

필자가 촉탁의(囑託醫)로 근무하는 양로원에서 당뇨병을 앓고 있는 할아버지가 아침 식사를 한 후에 쓰러졌다. 서둘러 달려가보니 식은땀을 흠뻑 흘리고 의식이 몽롱한 상태였다. 잘못하다가는 큰일 나겠다 싶어 혈압을 재보니 180이 나왔다. 그래서 필자는 안도의 한숨을 몰아쉬었다.

혈압은 맥박, 호흡, 체온, 의식과 더불어 바이털 사인(vital sign),

즉 활력 징후다. 활력 징후란 사람의 생명과 관련된 가장 중요한 정보다.

정상 혈압에서 40 정도 낮아지면 '쇼크 상태'에 이른다. 온몸에 땀이 나고 안색이 창백해지며, 구토, 의식 장애 등이 발생해 최악의 경우 죽음에 이를 수도 있다. 당연한 이야기지만, 사람이 죽으면 혈압은 제로가 된다. 따라서 혈압이 내려간다는 것은 그만큼 죽음에 가까이 다가서는 것과 같다.

의료 관계자들은 늘 혈압을 낮추라고 강조한다. 하지만 혈압이 끝까지 내려가면 인간은 죽는다. 의료 관계자는 이 단순명료한 사실에서 고혈압을 다시 생각해보아야 한다.

'저혈압'은
돈이 안 된다

　대부분 고혈압을 문제 삼지만, 사실 저혈압 때문에 괴로워하는 사람도 있다.

　의욕은 넘치는데 몸이 나른하다. 쉽게 피곤해져서 자꾸 눕고만 싶어진다. 무슨 병이 있는 것도 아니면서 이런 증상이 계속된다면 저혈압일 가능성이 있다.

　저혈압 증상에는 이외에도 현기증, 두통, 어깨 결림, 이명, 불면, 체증, 구토, 발한, 두근거림, 부정맥 등이 있다.

　하지만 저혈압은 고혈압에 비해 그리 중요하게 취급되지 않는다. 사람에 따라 증상이 달라서 빈혈로 오해하거나 우울증 또는 자율신경 기능 이상 등으로 오진하는 경우도 있다.

　저혈압 중에서 가장 많은 것이 원인을 알 수 없는 '본태성 저혈압'이다. 대부분 체질적인 것으로, 유전이 원인일 가능성도 있다.

　잠자리에서 일어났을 때나 의자에서 일어났을 때 핑 도는 것이 '기립성 저혈압'이다. 누워 있다가 일어났을 때 최고 혈압이 20 이상 떨어지면 기립성 저혈압으로 진단된다.

그 원인으로는 저혈압 때문에 뇌의 혈액량이 감소할 뿐만 아니라 혈압을 조절하는 자율신경 장애도 생각해볼 수 있다. 후자의 경우는 평소 저혈압이 아닌 사람에게서도 나타난다.

질병이나 약 때문에 저혈압이 되는 경우도 있다. 인공 투석을 받는 사람은 투석에 의한 탈수나 순환 혈액량의 감소로 저혈압이 될 수 있다.

그 밖에 심장판막 또는 혈관 등의 이상으로 생긴 질환이나 파킨슨병, 암, 갑상선 이상 등도 저혈압을 일으키는 원인으로 알려져 있다.

저혈압은 고혈압과 달리 장수할 수 있다고 인식되어왔지만 최근의 연구에서는 꼭 그렇지만도 않다는 사실이 밝혀졌다.

이마이 유타카(今井潤) 도호쿠 대학 교수 등이 40세 이상 남녀 1000명을 대상으로 혈압을 측정해 5년 동안 추적 조사한 결과, 저혈압의 사망 위험률이 더 높은 것으로 나타났다. 뇌경색이나 심근경색 등 혈관 관련 질환의 위험이 더욱 명확한 수치로 나타난 사실을 통해 "저혈압일 경우에는 뇌나 심장의 혈관이 막히기 쉽다"는 결론에 이르렀다.

고혈압이 발병 위험률을 높인다는 통설과는 정반대의 결과다.

그런데도 저혈압은 왜 관심을 덜 받는가? 그것은 고혈압에 비해 압도적으로 수가 적기 때문이다. 5000만 명을 넘는 고혈압증에 비해 저혈압 인구는 잠재적 환자를 포함해도 약 1600만 명이다. 게다가 평소에는 중병이 아닌 한, 치료나 투약 처방을 하지 않는다. 즉 제약 회사 입장에서 볼 때 저혈압은 입맛에 맞지 않는 음식인 셈이다.

　여기에도 한심한 현실이 반영되어 있다.

콜레스테롤도
거짓투성이

혈압과 관련 있는 콜레스테롤에 대해서도 조금 언급하고자 한다.

콜레스테롤 또한 혈압과 마찬가지로 거짓투성이다. 진실을 호도하는 여러 가지 상황도 고혈압과 놀랄 만큼 비슷하다.

혈압이 높은 사람은 대체로 콜레스테롤 수치도 높게 나온다. 때문에 많은 사람들이 혈압약과 함께 콜레스테롤 저하제를 복용한다.

그러나 "콜레스테롤 수치가 높으면 동맥경화가 생기기 쉽다"는 상식은 매우 의심스럽다.

'콜레스테롤 유죄설'은 다음의 두 가지 학설에 기초해왔다.

첫 번째는 100년 전에 러시아의 병리학자인 니콜라이 아니슈코프(Nicolai Anitschkow)가 주장했다.

토끼에게 대량의 콜레스테롤을 투입했더니, 콜레스테롤이 혈관에 침착하여 동맥경화를 일으켰다. 1913년 아니슈코프는 그 결과를 정리하여 〈동맥경화의 원인은 콜레스테롤〉이라는 논문을 발표했다.

하지만 아니슈코프의 주장에는 커다란 오류가 있다. 초식동물인 토끼는 원래 고기나 달걀처럼 콜레스테롤이 다량으로 함유된 음식을 먹지 않는다. 그런 토끼에게 콜레스테롤을 다량으로 투입했으니 몸이 망가지는 것은 당연하다. 그 데이터를 사람에게 적용하는 것 자체가 불합리하다는 사실은 비전문가라도 대번에 알 수 있다.

이것이 바로 콜레스테롤 유죄설의 시조다.

두 번째 콜레스테롤 유죄설은 1970년대에 미국의 데이비드 마크 헉스테드(David Mark Hegsted)라는 학자가 발표했다.

"음식물 속의 콜레스테롤이 100mg 증가할 때 혈중 콜레스테롤은 6mg 상승한다"는 내용이다.

이 주장이 발단이 되어 "콜레스테롤이 높은 사람은 달걀이나 생선 알을 삼가야 한다"는 그릇된 상식이 이 세상에 퍼지게 되었다.

하지만 음식물에 의한 콜레스테롤 수치는 개인차가 커서 이 주장은 성립되지 않는다고 나중에 밝혀졌다.

콜레스테롤 유죄설을 떠받치던 두 기둥은 이미 오래전에 무너졌다. 그런데도 이 설은 아직도 유령처럼 우리 주위를 떠돌고 있다.

아무 근거도 없는 콜레스테롤 유죄설만 독무대를 차지하고 있는 형국이다.

진실이 이런데도 2010년 콜레스테롤 저하제 판매액은 연간 3조 원. 약 1000만 명이나 되는 사람이 '콜레스테롤 수치를 낮추기 위해' 약을 복용했다.

현재 시행되고 있는 '대사증후군' 기준에 따르면, 콜레스테롤 수치가 220mg/dL(밀리그램 퍼 데시리터)를 넘으면 높은 것으로 친다.

한편, 5만 명을 대상으로 6년 동안 실시된 '일본지질개입시험(日本脂質介入試驗)'은 매우 흥미롭다. 이 시험은 콜레스테롤과 협심증, 심근경색 등의 관계를 조사한 것이다.

조사 결과, 사망률이 가장 적은 쪽은 남녀 공히 콜레스테롤 수치가 240~260인 그룹이었다.

이 사실로 보건대 220이라는 기준이 이상한 것은 명백하다.

또한 콜레스테롤 수치가 너무 높거나 낮아도 사망률은 높아지는데, 낮은 쪽의 사망률이 더 높은 것으로 나타났다.

콜레스테롤 수치가 낮을수록 암으로 죽는 사람이 많았고, 160 미만인 그룹에서는 280 이상인 그룹의 다섯 배나 되었다.

왜 콜레스테롤 수치가 낮아지면 암이 증가하는 것일까?

암의 싹은 우리 몸속에서 매일 생겨난다. 그리고 이 암과 같은 이상 현상을 가장 먼저 발견하고 퇴치하는 것이 면역세포다.

콜레스테롤 수치가 내려가면 면역세포의 기능이 약해진다. 이는 과학적으로도 증명되었다.

이런 메커니즘을 역으로 이용하는 것이 장기 제공 수술이다. 장기이식을 할 때는 거부반응이 일어나지 않게 하려고 일부러 면역력을 낮출 필요가 있다. 면역력이 활발한 상태에서는 이식한 타인의 장기를 이물질로 인식하여 면역세포가 공격하기 때문이다. 이처럼 면역력을 낮추는 데 쓰이는 것이 콜레스테롤 저하제다.

현재 가장 많이 사용되는 콜레스테롤 저하제는 '스타틴(statin)제'라고 한다. 이 약은 매우 강한 효과를 발휘한다. 개인차가 있지만, 콜레스테롤 수치를 약 100이나 낮출 수 있다.

그 때문에 장기 이식 수술에 많이 사용된다.

콜레스테롤 저하제의 면역력 억제 효과는 의료 현장에서 이미 실증이 끝난 상태다.

또한 콜레스테롤 수치가 낮아지면 기력이 약해져서 우울증에 걸린다는 데이터도 있다.

JR히가시니혼(JR東日本)과 데이쿄 대학(帝京大學)의 공동 연구에 따르면, 중앙선에서 열차에 뛰어들어 자살한 55~60세 남성의 90%가 콜레스테롤 저하제를 복용하고 있었다고 한다.

한편, 약으로 콜레스테롤 수치를 낮춘 사람이 장수했다는 논문은 전 세계에서 하나도 없다.

혈압과 똑같은 숫자 놀음이 콜레스테롤과 관련해서도 그대로 반복되고 있는 것이다.

왜 여자가
더 오래 살까

통계적으로는 콜레스테롤 수치가 240~260인 사람이 가장 건강하고 오래 산다는 결과가 나와 있다.

하지만 필자는 아무리 높아도 전혀 상관없다고 생각한다. 300, 아니 350이라도 걱정할 필요가 없다.

왜냐하면 혈압과 마찬가지로 몸은 항상 '생명을 지키기 위해' 최선의 방법을 취하기 때문이다. 우리 몸이 콜레스테롤 수치를 높이는 데는 다 이유가 있다. 몸은 체내 밸런스를 조정하기 위해 최선을 다해 노력한다. 그것을 인위적으로 끌어 내릴 때 문제가 생기는 것은 당연한 이치다.

필자는 "콜레스테롤 수치가 높아야 좋다"고 주장하는 것이 아니라 "높은 콜레스테롤 수치를 무리하게 약을 써서 낮춰서는 안 된다"고 주장하는 것이다.

혈압약을 써서 혈압을 내리지 말았으면 좋겠다는 것과 똑같은 주장이다.

우리 몸은 60조 개의 세포와 600조 개의 세균으로 이루어져 있다.

호흡을 통해 들이마신 산소는 폐에서 화학반응을 일으키고 혈액에 녹아 몸 전체로 퍼진다. 음식물을 위나 장에서 흡수하고 불필요한 것을 변으로 배출하기 위해서는 장내 세균에 의한 화학반응이 필수불가결하다.

'건강'이란 이런 화학반응이 잘 이루어지고 있음을 뜻한다. 이를 통해 신체 밸런스가 유지된다. 반대로 화학반응이 지체되거나 지나치게 이루어지면 밸런스가 붕괴되고 병이 생긴다.

인공 물질인 약은 체내 화학반응에 다양한 영향을 미친다. 비정상적인 부위는 약을 써서 원래대로 되돌릴 수 있을지 모르겠지만, 문제는 그다음이다.

약은 꼭 필요한 부위에만 작용하지 않는다. 필요하지 않은 다른 부위에도 다양한 반응을 초래한다. 이것이 바로 부작용이다.

몸의 입장에서 볼 때 약이란 질서를 교란시키는 침입자라고밖에 할 수 없다. 약은 사실 '독으로 독을 제압하는 것'이다.

우리는 약에 대해 너무나 무방비 상태다. 이는 약을 맹신하는 이들이 생각해보아야 할 말이다.

따라서 약은 최소 필요량만 사용하고 되도록 자연치유력에 맡기는 것이 좋다. 이것이 바로 우리가 취해야 할 올바른 자세다.

특히 혈압약이나 콜레스테롤 저하제는 거의 불필요한 약이다. 이런 약은 병이 아닌데도 '~증'을 붙이거나 '병에 걸릴 위험이 높다'고 주장함으로써 이익을 얻으려는 세력이 개발한 약이다.

실제로 콜레스테롤은 생명을 유지하는 데 필수불가결한 물질 중 하나다.

인간을 포함해 거의 모든 동물은 암컷이 더 오래 산다. 이는 전 세계 어느 나라, 어느 시대를 막론하고 똑같이 적용되는 사실이다. 2012년 조사에서도 일본인 남성의 평균 수명은 79.94세인 데 비해, 여성은 86.41세였다. 여성이 7년이나 더 오래 산다.

생물은 원래부터 암컷이 더 튼튼한 구조를 가지고 있다.

여성이 남성보다 건강하고 오래 사는 것은 여성 호르몬과 깊은 관련이 있다.

여성 호르몬은 사춘기 무렵부터 난소에서 생산, 분비되는 물질로, 생식(生殖)을 위해 준비하고 여성스러운 몸으로 만들어주는 역할을 수행한다. 여성 호르몬의 양은 20대에 가장 많고, 갱년기가 되는 40대 중반부터 감소하여 결국에는 분비를 멈춘다.

여성 호르몬에는 혈액의 흐름을 좋게 하고, 혈관 벽을 유연하게 하며, 혈관을 보호하는 등 다양한 효능이 있다.

때문에 40대까지 여성의 혈관은 남성보다 훨씬 젊게 유지되는 것이다. 실제로 여성이 심근경색이나 뇌졸중에 걸릴 확률은 매우 낮다.

뇌졸중으로 사망하는 여성은 남성의 절반 이하다. 심근경색 같은 심장 질환의 위험 확률도 남성에 비해 여성이 60대에선 약 3분의 1, 70대에서는 절반에 그친다.(2005년 후생노동성《인구 동태 통계》)

한편, 남성다움의 원천인 남성 호르몬에는 면역력을 떨어뜨리는 부작용이 있다. 고양이 같은 동물의 경우, 거세를 통해 고환을 적출하면 부상이나 질병 확률이 많이 낮아져, 인간으로 치면 10년 정도 더 오래 산다고 한다.

업무상 스트레스나 근무 중 사고 등의 사회적 요인뿐만 아니라, 남성은 생물학적으로도 여성보다 단명하게 되어 있는 셈이다.

이 남성 호르몬, 여성호르몬의 재료가 되는 것이 바로 콜레스테롤이다.

일반적으로 남성보다는 여성의 콜레스테롤 수치가 높다. 이는 임신, 출산이라는 중대한 일을 수행하기 위해 높은 콜레스테롤이 필요하기 때문이다. 다른 각도에서 보면 여성의 몸은 콜레스테롤의 보호를 받는다고도 할 수 있다. 그래서 수명도 긴 것이다.

그런데도 콜레스테롤 기준치에 남녀 간 차이는 없다. 그 때문에 일본에서는 7대 3 비율로 여성에게 더 많은 콜레스테롤 저하제가 처방되고 있다.

서구에서는 여성에게 콜레스테롤 저하제를 처방하지 않는다. 뇌졸중이나 심장 질환에 걸릴 확률보다 약의 부작용으로 인한 간장 질환이나 암 발생 위험이 훨씬 높기 때문이다.

서구에서는 "폐경 전 또는 월경하는 여성은 콜레스테롤 수치가 높아도 콜레스테롤 저하제 같은 약을 복용할 필요가 없다"는 주장이 상식처럼 되어 있다.

또한 폐경 후의 여성에 대해서는 "당뇨병, 흡연이라는 위험 인자가 중복되지 않는 한, 약물 치료의 필요성이 없다"고 되어 있다.

콜레스테롤 저하제를 여성에게 처방하는 일은 세계의 비상식인 셈이다.

콜레스테롤은
생명의 근원

1960년대 무렵부터 '뇌졸중'에 의한 사망 중에서 '뇌경색'이 늘고 '뇌일혈(뇌출혈)'이 급감했다는 사실은 제2장에서 언급했다.

뇌일혈의 원인은 흡연, 비만, 고혈압, 운동 부족 외에 노동 조건이나 스트레스 같은 사회적·정신적 요인이 더 크게 관계한다고 한다.

1950년대와 현재를 비교할 때 크게 바뀐 것은 사회적 요인이 아닐까?

옛날에는 모내기이든 벼 베기이든 모두 순수하게 사람의 손으로 했다. 건설 노동자도 곡괭이나 삽으로 땅을 팠다. 집안일도 중노동이다. 세탁만 하더라도 빨래판에 빨랫감을 얹고 팔이 빠져라 문질러야 했다. 하지만 지금은 전자제품의 발달 덕분에 육체적 부담이 눈에 띄게 줄었다.

또 하나는 영양 상태의 개선이다. 옛날에는 가난했기 때문에 제대로 먹지 못해서 콜레스테롤 수치가 낮아 혈관이 약했다. 그런데 지금은 음식물이 풍부해지고 영양가도 충분해서 콜레스테롤 수치가 올라가 혈관이 튼튼해졌다.

필자가 이런 이야기를 하면 많은 사람들이 "지금 뭐라고 했죠? 콜레스테롤이 혈관을 약하게 만드는 게 아니었나요?" 하고 놀란다.

혈압과 마찬가지로 콜레스테롤 또한 이만저만 오해를 사고 있는 게 아니다. '혈액이 걸쭉해진다', '혈관에 들러붙어 동맥경화를 유발한다' 등등 기분 나쁜 이미지만으로 가득하다.

우리 몸에서 자연스럽게 일어나는 일 가운데 불필요한 것은 하나도 없다. 콜레스테롤은 우리 몸속에서 매우 중요한 역할을 수행한다.

우리 몸속에는 많은 지방이 있다. 지방 하면 피하 지방이나 내장 지방처럼 안 좋은 이미지를 떠올리기 쉽다. 하지만 지방은 탄수화물, 단백질 등과 함께 생명 유지에 필수불가결한 성분이다. 그리고 콜레스테롤은 주된 지질(脂質)의 하나다.

인간의 몸은 수십조 개에 이르는 세포의 집합이고, 세포 하나하나는 세포막에 둘러싸여 모양을 유지한다.

이 모든 세포막의 재료가 되는 것이 바로 콜레스테롤이다. 혈관도 세포로 되어 있다. 콜레스테롤 수치가 올라가면 혈관이 튼튼해져서 잘 파괴되지 않는다. 그런 이유로 과거에 비해 뇌일혈이 줄어든 것이다.

콜레스테롤은 인간의 몸을 만드는 재료 중 하나이자 없어서는 안 될 성분이다.

그런데 왜 많은 사람들이 '콜레스테롤은 나쁘다'는 인식을 가지고 있는 것일까?

필자는 그 이유를 건강진단의 폐해가 아닌가 생각한다. 건강진단에는 반드시 지방 검사가 포함된다.

현재 후생노동성이 정한 콜레스테롤 기준치는 220mg/dL이다. 이 수치보다 조금이라도 높으면 '지질이상증(脂質異常症)'으로 분류된다.

지질이상증은 예전에는 '고지혈증'으로 불렸다. 그런데 저콜레스테롤에 속하는 사람까지 고지혈증이라고 부르는 것은 불합리하다고 하여 2007년에 '지질이상증'으로 고쳐 불렀다.

'2000년 후생노동성 순환기 질환 기초 조사'에 따르면, 중성 지방이나 콜레스테롤이 높은 지질이상증에 속하는 사람은 전국에서 약 2200만 명이었다. 50대 남성의 두 명 중 한 명, 여성 중에서는 60대에서 세 명 중 한 명이 지질이상증으로 나타났다.

그런데 220이라는 기준치는 유럽이나 미국의 데이터를 근거로 정한 것이다. 체질도 다르고 식생활도 다른데, 콜레스테롤 수치만 똑같이 적용하는 것은 도무지 이해할 수 없다.

또 콜레스테롤 수치가 조금이라도 높으면, 식사에 신경을 쓰라고 충고한다. 달걀이나 생선 알은 안 되고, 고기나 우유도 줄이도록 지도한다.

　사실 80% 정도의 콜레스테롤은 간(肝)을 필두로 한 몸속에서 만들어지고, 음식물로 만들어지는 콜레스테롤은 20%도 채 안 된다.

　게다가 식사 제한을 통해 음식물 섭취량을 줄이면, 간은 체내 밸런스를 일정한 수준으로 유지하기 위해 열심히 콜레스테롤을 만들어낸다. 먹고 싶은 음식을 먹지 않는다 해도 콜레스테롤 수치가 내려가는 일은 없다.

　필자는 콜레스테롤 수치가 아무리 높아도 괜찮다고 생각한다. 왜냐하면 혈압과 마찬가지로 우리 몸이 알아서 항상 가장 알맞은 수치로 조절하기 때문이다.

　따라서 콜레스테롤 수치는 개한테 주고, 먹고 싶은 음식을 마음껏 먹으면 된다.

제4장

부정적 사고는
만병의 근원

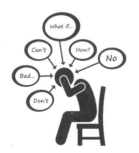

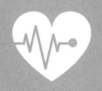

사람들은
새로운 표현에 낚인다

　일반인들은 건강이나 의료 사정에 대해 매우 순진하다. 좀 더 알기 쉽게 말하면 사기를 당하기 쉽다는 뜻이다.

　우리는 신문에서 게르마늄을 섞어 만들었다는 팔찌나 목걸이 등의 광고를 자주 본다. 몸에 착용하면 어깨 결림이 없어진다거나 심지어 암도 낫는다고 한다. 효과는 이미 입증되었고, 유명 스포츠 선수도 착용한다고 광고한다. 하나에 수십만 원에서 수백만 원을 호가한다. 대체 이런 물건을 누가 사겠는가 싶지만 사는 사람이 있으니까 비싼 비용 들여가며 신문 광고도 줄기차게 해댈 것이다.

　국민생활센터가 조사한 결과, 팔찌에는 아주 소량의 게르마늄이 들어 있을 뿐이고, 개중에는 전혀 들어 있지 않은 것도 있다고 한다. 그런데 다량의 게르마늄이 들어 있다고 해서 건강에 좋은 영향을 준다는 논문은 하나도 없다. 국민건강센터가 판매업자에게 문의했더니 대부분 회신조차 주지 않았고, 회신을 준 업체도 관련 데이터가 없다고 했다. 일부 업자는 경찰에 체포되었다.

　왜 이런 상술에 속는 것일까?

게르마늄은 '마이너스이온'을 발생시킨다고 주장하는 경우가 많았다. 즉 '마이너스이온'이라는 새로운 표현에 많은 사람들이 낚인 셈이다.

불과 얼마 전만 해도 마이너스이온이 큰 붐을 일으켰다.

마이너스이온은 과학 용어처럼 들리지만, 사실은 그렇지 않다. 화학에서 말하는 '음이온'과 비슷한 뉘앙스를 풍기는데, 실제로는 아무 관계도 없다. 마이너스이온이 건강에 좋다는 광고와 함께, 마이너스이온을 발생시킨다는 청소기나 냉장고 같은 가전제품을 비롯해 다양한 상품이 나왔다.

2002년경 가전제품 판매점에는 마이너스이온 관련 상품이 넘쳐났고, 마이너스이온이라는 표현은 유행어가 되었다.

그러나 마이너스이온은 과학적인 근거가 없는 이른바 유사 과학에 지나지 않으며, 사기 상술이나 다름없다. 지금은 가전업체 또한 그 사실을 인정한 상태다.

왜 사람들은 이런 것에 현혹되었을까?

과학은 엄정하고 치밀한 학문이다. 마이너스이온이라는 이름을 내건 물건이 세상에 나왔을 때 과학자들은 '효과를 볼 가능성이 낮다'는 견해를 밝혔다. 실제로는 '전혀 없다'고 주장하고 싶었지만, 과학에 '절대'라는 표현은 없다. 나중에 효과를 입증할 만한 연구가 나오지 말라는 법도 없기 때문에 '가능성이 낮다'는 표현을 쓴 것이다. 이 '가능성이 낮다'가 '가능성이 있을지도 모른다'로, 그리고 다시 '가능성이 있다', '효과가 있다'는 식으로 업자의 입맛에 맞게 해석되어 퍼져나갔다.

하지만 이를 단순한 '선동'으로만 치부할 수는 없다. 그것 때문에 이익을 보는 기업이 고의로 퍼뜨리려 했기 때문이다.

이는 결코 용서할 수 없는 일이다. 마이너스이온, 즉 과학을 가장한 유사 표현의 힘을 빌려 언론이나 광고를 통해 증폭시킴으로써 사기나 다름없는 짓을 저질렀기 때문이다.

사람들은 새롭고 과학적인 느낌을 풍기는 표현에 보기 좋게 속아 넘어간 셈이다.

'생활습관병'은
말장난

TV 건강 프로그램에도 많은 사람들이 현혹된다.

예전에 TV 프로그램에서 "낫토(푹 삶은 메주콩을 볏짚 등에 넣고 띄운 식품)를 먹으면 살이 빠진다"는 주장을 대대적으로 방송한 적이 있다. 낫토 한 팩에는 대두 40~50g이 들어 있다. 칼로리로 환산하면 80kcal로, 밥 반 공기에 해당한다. 이런 것을 양껏 먹고도 날씬해질 턱이 없다는 사실은 전문 지식이 없는 사람이라도 쉽게 알 수 있는 일이다. 게다가 낫토에는 살이 빠지는 성분 같은 건 전혀 들어 있지 않다.

그런데 방송이 나간 다음 날 마트에서는 낫토가 동이 났고, 그 후 2~3주 동안은 품절 사태가 이어졌다. 얼마 뒤 "낫토를 먹으면 살이 빠진다"는 주장은 날조되었음이 들통 났고, 방송은 중단되었다.

'바나나 다이어트'도 거짓말이다.

낫토와 마찬가지로 바나나에 살이 빠지는 성분은 당연히 없다. 게다가 바나나 하나에는 밥 반 공기만큼의 칼로리가 들어 있다. 아침, 점심, 저녁에 하나씩 바나나만 먹는다면 살은 빠진다. 하지만 매 끼니 식사도 하고 군것질까지 곁들이면 살이 빠질 리 만무하다.

이런 엉터리 광고에 많은 사람들이 어처구니없이 속고 만다.

칼로리 소비량이 섭취량보다 많으면 살은 빠진다. 그리고 그 반대의 경우는 살이 찐다. 세 살 먹은 아이라도 알 만한 상식인데도 새로운 다이어트 비법이라는 이름의 상품이 끊임없이 등장하고, 거기에 많은 사람들이 덤벼든다. 이리하여 엉터리 다이어트 상술은 활황을 이어간다.

다이어트의 경우 '낫토 다이어트', '바나나 다이어트'처럼 이름 그 자체에 신선한 느낌이 있다.

그럼 고혈압은 어떨까?

지금은 '고혈압'이라는 단어가 워낙 익숙해져서 특별히 강렬한 느낌은 없다. 하지만 고혈압에 신경을 쓰기 시작한 1980년대 무렵, 이 말이 사람들의 입에 오르내릴 때는, 당시 화제가 되었던 '콜레스테롤'과 마찬가지로 사람들을 끌어당기는 새로운 어감을 풍겼다. 특히 '위험하다'는 내용으로 자주 쓰이다 보니, 안 좋은 이미지로 굳어져 버렸다.

고혈압과 관련지어 볼 때 '생활습관병'이라는 말도 같은 맥락이다. 결론부터 말하면 이는 '성인병'을 바꾸어 부른 것에 불과하다. 그런데도 말이 바뀌니까 새로운 느낌이 생겼고, 언론이 기사를 쏟아내자 사람들은 관심을 기울이기 시작했다. 지금은 성인병이란 말이 사라지고 없다. 두 단어의 알맹이는 똑같은데, 감쪽같이 자리만 바꿔치기한 셈이다.

생활습관병이라는 말이 쓰이기 시작한 것은 1996년경으로 약 20년 전이다. 이 말도 이미 생활 속에 정착했기 때문에 오래전부터 있어왔다는 느낌이 든다. 한번 정착되면 그 시작이 언제였는지 신경 쓰는 사람이 아무도 없다. 그것을 검증하려는 사람도 점점 사라진다. 이런 게으름이 다양한 폐해를 방치하게 되고 더 나아가 심각한 사태로 이어지기도 한다.

생활습관병이라는 말을 쓰기 시작한 기관은 당시의 후생성이다.

그럼 후생성은 왜 '성인병'을 '생활습관병'으로 바꿔 불렀을까? 그것은 성인병이라는 말 자체에 '노화', 즉 나이 들면 자연스레 일어나는 현상이라는 이미지가 강했기 때문이다.

즉 "성인병은 성인이 되면서 걸리기 쉬운 질병"쯤으로 이해하기 쉽다.

그런데 이런 이미지가 정착되면 상황이 안 좋아질 것이라는 데 후생성의 생각이 미쳤다. 자연스럽게 생기는 병이라면, 그것은 건강보험료를 받는 국가가 감당해야 할 일이 되어 지출이 늘어난다. 노화로 인해 생기는 병은 노령화 사회가 되면 더욱 부담이 커진다.

고혈압은 병이 아니다

그럼 어떻게 해야 국가의 부담을 줄일 수 있을까?

대답은 간단하다. 성인병을 자연적인 현상이 아닌 것처럼 만들면 된다.

그래서 생각해낸 말이 '생활습관병'이다. 성인병은 노화가 아니라 국민 한 사람 한 사람의 생활 습관 때문에 생기는 병이다. 이렇게 해놓으면 국민에게 부담을 전가할 수 있다. 국가는 분명 그렇게 생각했을 것이다.

곰곰이 생각해보면 의외로 쉽게 유추해낼 수 있는 술수다. 그런데도 표현의 신선함에 현혹되어, 우리 국민들은 깜빡 속고 만 것이다. 그렇다고 무슨 큰일이 벌어지는 것은 아니다. 국민들이 약간 손해를 볼 뿐…….

대사증후군,
노화 방지도 거짓말

물론 모든 성인병을 노화 현상이라고 말하는 것은 아니다. 하지만 '생활습관병'의 알맹이는 대부분 노화 현상인 경우가 많다. 그런 것을 생활 습관 때문에 생기는 병이라니 얼토당토않다.

그런데 이 정도로도 만족하지 못했던 모양이다.

2005년이 되자 다시 '대사증후군'이라는 새로운 용어를 들고 나왔다. 작작 좀 하라고 말해주고 싶을 정도다.

'대사증후군'이란 말을 처음 들었을 때는 의사인 필자조차 그 의미를 짐작할 수 없었다. 이는 아주 생소한 말로, 사람들을 현혹시키려는 잔머리인 셈이다. 이 수법 또한 제대로 먹혀들어 유행어처럼 되어버렸다.

당시 NHK 방송의 〈오늘의 건강〉이라는 프로그램에서는 5회 연속으로 대사증후군 특집을 내보냈다. 그 밖에도 많은 매스컴에서 앞다투어 기사를 쏟아냈다.

그리고 대사증후군이 등장한 3년 후부터 '대사증후군 검진'이 실시되었다. 대사증후군이라는 말을 퍼뜨린 것은 결국 건강검진을 받게 하려는 캠페인이었던 셈이다.

이 대사증후군 검진으로 의료 기관이나 제약회사는 어느 정도의 이익을 보았을까? 기준치를 내리는 등의 수법〔고혈압 수치를 수축기 140→130, 당뇨병 지표 HbA1c(당화혈색소) 수치를 5.8→5.2로 등등〕을 활용하여 국민 대다수를 환자 또는 비정상인으로 만들었으니, 이익을 보지 않을 수가 없었을 것이다.

그 결과 국민건강보험 재정은 여기저기에 뜯겨 적자를 면치 못하게 되는 것은 당연하다. 관련 기관이나 업체들은 이익을 보니까, 그 것도 입이 귀 밑까지 찢어질 정도로 이익이 나니, 어느 누구도 이론을 제기하지 않는다. 실로 한탄스러운 의료계의 모습이다.

대사증후군 하면 대부분의 사람들이 배가 불룩하게 나온 중년 남성을 떠올릴 것이다. 실제로 대사증후군 검진의 진단 기준 중 하나로 '남성의 배 둘레 85cm'라는 것이 있다. 내장 지방이 축적되어 동맥경화를 일으키고 심장병 등의 위험이 높아진다고 한다.

그만큼 대대적으로 광고해서 유행어가 될 정도이니, 배가 조금이라도 나온 사람이라면 누구나 걱정되지 않을 수 없다.

하지만 배 둘레 85cm라는 기준만큼 엉터리가 또 있을까? 우선 과학적인 근거가 전혀 없다. 반면에 배 둘레가 이 정도면 오래 산다는 연구 데이터는 존재한다.

배 둘레를 측정해서 병인지 아닌지를 판단한다는 것 자체가 처음부터 우스꽝스러운 일이다. 극단적인 비만을 제외하고, 살이 쪘다는 것은 병이라기보다 오히려 건강에 좋다고 말할 수 있다. 예를 들면 암은 살찐 사람보다 야윈 사람에게서 압도적으로 많이 발생한다. 또 날씬한 사람은 수명도 짧다.

이런 사실은 제2차 세계대전 이후의 일본인을 생각해보면 금방 알 수 있다.

일본은 패전 이후 최빈국으로 몰락했다. 국민의 영양 상태는 극도로 나빠졌고, 거리에는 야윈 사람들뿐이었다. 그 후 고도 성장기를 거쳐 경제가 윤택해지면서 체격도 좋아지고 수명도 늘어, 지금은 세계 제일의 장수 국가가 되었다.

즉 살이 찌면서 수명이 늘어난 셈이다. 이 사실은 어느 누구도 부정하지 못한다. 그런데도 살이 찐 사람을 대사증후군이라는 말과 결부시켜 환자로 만들어버린다.

이런 식으로 새로운 표현을 이용하여 끊임없이 '병'을 만들어내고 있다.

'노화 방지'라는 표현도 마찬가지다. 노화를 거스를 수는 없다. 되풀이 말하지만, 노화는 자연적인 현상이다. 인간이 자연을 거스르는 일이 얼마나 오만하고 어리석은지는 말할 필요조차 없을 것이다.

노화를 멈추게 한다고 광고를 통해 의료품, 식품, 화장품 등을 팔아먹으려는 기업의 술책일 뿐이다.

건강과 관련된 신조어는 대부분 상술의 한 방편으로 궁리해낸 것이다. 따라서 매스컴에 놀아나지 말고, 새로운 건강 용어를 듣게 된다면 먼저 의심부터 하고 볼 일이다.

혈압 측정은
암 선고나 마찬가지

　요즘의 의료는 당장 눈앞의 질환만 볼 뿐, 사람의 마음은 소홀히 한다.

　필자는 그 전형적인 예가 고혈압이라고 생각한다. 항상 혈압을 걱정해야 하는 것은 그 자체가 정신적 스트레스이며, 건강에 해롭다.

　혈압 수치를 늘 걱정하고, 또 그 수치를 내렸다고 해서 마음이라는 본질적인 것을 짓밟는다면 결국에는 몸으로 되돌아온다.

　이와 비슷한 유형의 것으로, 암 선고를 들 수 있다.

　예전에는 암에 걸렸다는 사실을 본인에게 알리는 것은 금기였다. 진짜 병명을 알 수 있는 것은 의사와 환자의 가족뿐이었다. 본인에게는 위궤양이라거나 폐화농증이라는 등 거짓 병명으로 둘러댔다.

　암을 소재로 한 옛날 드라마나 영화를 보면 본인에게 절대 눈치채지 못하게 하려는 가족의 눈물겨운 모습이 그려지곤 했다.

　암 선고를 둘러싼 논쟁은 학계에서도 뜨거운 감자였다. 특히 일본인은 종교적인 기반이 약해서 죽음을 받아들이는 데 서툴러 서양의 방식으로 알렸다가는 견뎌내지 못할 것이라는 일본인 특수론을 주

고혈압은 병이 아니다

장하는 외과 의사도 있었다.

국립암연구센터에서 '암 고지 매뉴얼'이 작성된 것은 1996년이다. 머리말에는 "암 고지에 관해 현재는 특별히 암 전문 병원에서 '고지 여부'를 논의할 단계는 이미 지났고, '어떻게 사실을 전달하고, 그 이후 어떻게 환자에 대처하고 도와줄 것인가' 하는 고지의 질을 고려할 시기에 이르렀다"고 되어 있다.

암센터는 가장 이른 시기에 환자에게 100% 고지를 실시했다.

이에 호응이라도 하듯 전국의 병원에서도 서서히 고지하기 시작했다. 1992년에는 18.2%였던 고지율이 1998년에는 70.4%, 2009년에는 90.6%까지 상승했다.(2010년 일본 완화의료학회 학술대회에서의 발표 내용)

지금은 '고지 여부' 문제를 논하는 것 자체가 시대에 뒤떨어진 발상이라는 느낌이다.

하지만 필자는 이처럼 환자의 마음을 무시하는 안일한 암 고지에 의문을 품고 있다.

예부터 의료는 자애로운 아비의 정신으로 이루어졌다.

치료는 아비가 자기 자녀에게 하듯이 설명도 필요 없고, 환자는 의사를 신뢰하여 모든 것을 맡기면 된다는 생각으로 이루어져왔다.

그것이 지금은 의사와 환자가 대등한 관계가 되었다. 환자 스스로 치료에 관여하고, 전문가인 의사가 지원하는 형태로 되어가고 있다. 일반인 중에서 '자신의 건강이나 생명에 관한 문제는 직접 결정하고 싶다'는 사고방식이 널리 퍼지고 있다.

필자는 대체로 암을 일종의 노화 현상으로 생각한다. 건강한 사람이라도 몸속에서는 매일 3000~4000개 정도 암의 씨앗이 태어나고 있다. 암세포는 면역 기능이 정상적으로 작동하면 바로 제거된다. 하지만 면역세포의 기능은 나이를 먹으면서 약해진다. 때문에 나이가 많아지면서 암에 걸리는 사람이 늘어나는 것은 당연한 일이다.

옛날 사람들은 암에 걸리기 전에 결핵 같은 감염병이나 뇌출혈 등으로 사망하는 경우가 많았다. 식생활이나 공중위생, 의료 환경의 개선으로 이런 병들에 잘 걸리지 않게 되면서, 인간의 수명은 비약적으로 늘었다.

다른 시각에서 본다면 건강하고 장수하기 때문에 암에 걸린다고도 할 수 있다.

필자는 암 고지도 고혈압과 마찬가지로 연령이라는 관점이 완전히 배제되어 있다고 생각한다.

40대, 50대라면 한창 일할 나이로, 사회적 책임 또한 크다. 일과 뒤에 남겨질 가족 등 죽음을 자각하고서야 비로소 생각하게 되는 일이 많을 것이다.

하지만 80을 넘는다면 암 고지에 대한 정신적 스트레스 그리고 수술이나 항암제 등의 괴로운 치료를 견딜 만큼의 의미가 과연 있을까? 필자는 이에 대해 커다란 의문을 품고 있다.

마음은 몸에 큰 영향을 끼친다. 기분이 가라앉으면 면역력도 떨어진다는 사실은 과학적으로 입증되었다.

면역 기능이 약해지면 그 자체로 암 발생 위험이 높아진다.

암 고지이든 고혈압을 걱정하는 일이든 부정적인 생각이 환자의 기력을 빼앗고 수명을 단축시킬 가능성이 있다는 사실을 의료 관계자는 가슴에 새겨야 할 것이다.

의료에도
'선의의 거짓말'이 필요하다

1960년대에 니시다 사치코(西田佐知子)의 〈도쿄 블루스〉라는 노래가 크게 히트를 쳤다. 스튜디오 지브리의 애니메이션 영화 〈추억은 방울방울〉에도 삽입곡으로 쓰여 귀에 익은 사람도 많을 것이다.

실연당한 여자의 슬픔을 노래한 내용인데, "어차피 나를 속일 거라면 죽을 때까지 속였으면 좋았을 것"이라는 가사가 인상적이었다.

"암이 발견되면 그 사실을 알고 싶나요? 알고 싶지 않나요?"

필자는 건강검진을 할 때마다 환자에게 미리 꼭 이런 질문을 한다.

그러면 80%의 사람들이 "알고 싶다"고 대답한다. 나머지 20%는 "가족에게만 알려줬으면 좋겠다"거나 "아무한테도 말하지 않았으면 좋겠다"고 대답한다. "알고 싶지 않다" 쪽은 특히 80세 이상에서 많다.

"알고 싶지 않다"고 대답한 사람에게 필자는 무슨 일이 있어도 함구한다. 가족이 아무리 꼬치꼬치 캐물어도 절대 말하지 않는다.

입을 다무는 것만큼 힘든 일도 없다.

위가 아프다느니 음식물을 넘길 수 없다느니, 암 때문에 생기는 몸의 이상을 호소하는 환자에게 "위궤양이라서", "목에 염증이 좀 생긴 것뿐이니 염려 마세요" 하는 식으로 거짓 설명을 반복한다. 〈도쿄 블루스〉는 아니지만, 한번 속였으면 죽을 때까지 끌고 가야 한다. 진실을 말해버리면 얼마나 편할까 하는 생각도 한다. 의사에게 '고지하지 않는다'는 선택은 '고지한다'에 비해 훨씬 어려움이 많다.

'고지한다'의 장점은 환자보다 의사에게 더 크다. 이 사실만큼은 마음에 꼭 새겨두기를 바란다.

현재의 의료는 고도로 전문화되어 있어서 한 명의 환자를 같은 담당 의사가 계속 진찰하는 일이 드물다.

어느 병원에서 암 진단을 받은 환자는 얼마 못 가 다른 병원으로 옮기게 된다. 수술, 항암제 투여, 호스피스……. 점점 죽음에 가까이 가게 되는 것은 두말할 나위 없다.

이처럼 치료의 형편에 따라 병원 옮기기에만 편리하게 활용되는 '암 고지'는 특히 도심의 병원에 만연하다.

거기에는 의사와 환자의 신뢰 관계가 끼어들 여지가 없다. 거짓말이든 배려든 모두 치료에 걸림돌이라고 생각하는 모양이다.

고지하는 쪽이 늘어난 이유는 환자의 의사를 존중해서가 아니라 병원을 옮기는 사무적인 절차나 치료하기 쉽다는 의사의 편의에 더 큰 무게가 실리기 때문이라고 생각한다.

이런 관점에서 볼 때 고지하는 쪽은 한편으론 인간적인 듯하지만, 실은 비인간적인 선택이 아닐까?

의료가 고도로 발달함에 따라 마음의 문제를 경시하는 경향이 점점 짙어지고 있다.

혈압도 이와 똑같은 상황이다. 수치라는 극단적인 비인간화가 빨리 인간성을 회복했으면 하는 바람이다.

예를 들어 환자의 혈압이 높아도(극단적으로 높은 경우는 예외지만) 수치를 속여 조금 낮춰 말하거나 아예 알려주지 않는 경우도 있다. 곧이곧대로 말해주면 걱정하느라 혈압은 더 높아질 것이 뻔하기 때문이다. 그리고 "오늘은 더우니까 집에서 푹 쉬세요" 하며 되도록 환자를 안심시키려고 노력한다.

의사는 무엇보다 환자와 눈을 마주 보고 대화하는 것이 중요하다. 그리고 '선의의 거짓말'은 하나의 방편이다.

'진실을 알려주는 의료'가 오히려 인간성을 짓밟는 경우도 적지 않다.

고혈압은 병이 아니다

의사의 말 한마디가
몸을 해친다

필자가 '진실을 알려주는 의료'에 회의적인 것은 머리말에서 언급한 나카무라 덴푸의 영향이 크다.

일본에서는 예부터 '말 속에 깃든 영험'의 존재를 믿어왔다. 소리를 내어 입 밖에 낸 말은 현실에 영향을 미쳐, 그 말의 좋고 나쁨에 따라 좋은 일이나 나쁜 일이 생긴다고 한다.

이런 믿음은 지금도 생활 곳곳에 남아 있다. 예를 들면 결혼식 축사에서 '헤어지다', '끝나다' 등의 단어는 금기어이고, 수험생에게는 '떨어지다', '미끄러지다' 같은 단어가 금기어다.

이처럼 말이 갖는 힘은 무시할 수 없다. 덴푸의 가르침 중에 이런 말이 있다.

"늘 적극적인 말을 사용합시다. 소극적인 말은 결코 입에 담아서는 안 됩니다."

덴푸가 말의 힘을 통감한 것은 알고 지내던 군인한테 들은 러일전쟁 때의 한 일화에서였다고 한다.

1904년 중국 여순(지금의 다롄)의 한 언덕, 통칭 203고지에서 있었던 일이다. 노기 마레스케(乃木稀典) 대장군이 이끄는 제3군과 러시아군의 전투는 너무나 치열해서 5일 동안 일본군 사망자만 1만 명이 넘었다고 한다.

무선이나 통신기가 없었던 당시, 군의 명령이나 연락 사항은 모두 사람이 직접 전달해야 했다. 긴급을 요할 때는 동시에 세 사람의 연락병을 이용하는 일도 있었다고 한다.

한번은 연락병이 사령부를 향해 "전달!" 하고 외치면서 말을 타고 달려왔다. 그런데 말에서 내리려는 순간 총탄이 날아와 허벅지에 박혀 땅으로 고꾸라지고 말았다. 그 연락병의 입에서는 "아파! 아파!"라는 말만 나왔다.

몇 분 뒤 두 번째 연락병이 달려왔는데, 이번에는 가슴에 총탄을 맞고 인사불성이 되었다. 결국 세 번째 연락병을 통해 정보는 사령부에 전달되었는데, 부상당한 두 명의 연락병은 들것에 실려 야전병원으로 호송되었다.

그날 밤, 부상당한 연락병을 아는 군인이 야전병원을 찾아와 간호병에게 물었다.

"낮에 사령부에서 중상을 입고 호송되어온 연락병은 어디 있나?"

그러자 간호병이 대답했다.

"유감스럽지만 한 명은 사망했습니다."

'그렇겠지. 가슴을 맞았으니, 그 연락병은 무사하기 힘들 거야'라고 생각한 군인이 물었다.

"두 번째 연락병이겠군?"

"아닙니다. 첫 번째 연락병입니다."

"그 연락병은 허벅지에 총을 맞았을 텐데?"

"패기가 없는 사람이었는지, 아프다고 소리만 질러대다가 출혈 과다로 사망했습니다."

"그렇다면 가슴을 맞은 사람은 살아 있단 말인가?"

"그 병사는 건강합니다."

침상을 찾아가보니, 두 번째 연락병은 새파랗게 질린 얼굴에 숨도 금방 끊어질 것처럼 보였다. 그런데 "괜찮은가?" 하고 묻자, 엷은 미소를 띠며 힘을 준 입으로 이렇게 대답했다고 한다.

"괜찮습니다. 이 정도로는 죽지 않습니다."

이 말을 들은 덴푸의 지인은 그 연락병이 절대 죽지 않을 것임을 확신했다고 한다.

그리고 그 연락병은 실제로 살아남아, 전쟁이 끝나고 고향으로 돌아가 80세 가까이 살았다.

전쟁이라는 극한 상황에서의 생과 사는 매 순간 함께한다. 하지만 그 둘을 구분하는 것은 반드시 살아남겠다는 강한 의지다.

"아이, 아파! 이젠 끝났어. 이러다 죽는 거 아냐?" 하며 정신을 못 차리고 소란만 피워댄다면, 멈출 피도 안 멈춘다. "괜찮아. 절대 안 죽어" 하고 정신을 똑바로 차리고 있으면 자연치유력이 높아져 몸이 스스로 회복하기 시작한다.

즉 '아프다', '이젠 끝났어' 같은 부정적인 말이 곧 자기암시가 되어 현실에 영향을 미치는 것이다.

덴푸는 이런 말을 자주 했다.

"둥근 달걀도 자르기에 따라 모가 날 수 있듯이, 말도 하기에 따라 모가 난다."

부정적인 말은 그 말을 뱉는 순간 스스로에게 상처를 입히고, 상대방에게도 해를 끼쳐, 말한 대로 안 좋은 상황을 초래한다.

이는 의사와 환자에게도 똑같이 적용된다. 의사의 부정적인 한마디가 얼마나 환자의 마음에 동요를 일으키고, 몸에는 악영향을 끼치겠는가?

환자의 혈압이 높을 때 의사가 흔히 입에 담는 "이대로 두면 큰일 납니다"라는 말이 바로 거기에 꼭 맞는 예일 것이다.

고혈압은 병이 아니다

'걸쭉한 혈액'도
엉터리

고혈압과 뇌경색 및 심근경색의 발생 위험성은 그 인과관계가 극히 미약하다는 사실을 앞서 언급한 바 있다.

마찬가지로 혈액이나 혈관 등의 발병 위험을 높인다며 최근 주목받는 것으로 '걸쭉한 혈액'이라는 말이 있다. 다른 건강 정보와 마찬가지로 TV나 잡지 등에 관련 기사가 넘쳐나기 때문에 한 번쯤 들어보았을 것이다.

혈액을 채취하여 인공의 모세혈관에 흘려보낸 뒤 그 모양을 현미경으로 관찰하면 '걸쭉한 혈액'은 끈적끈적하게 뭉쳐서 막혀버리고만다. 한편, '맑은 혈액'은 부드럽게 흘러간다.

이를 모니터나 사진으로 보여주며, "걸쭉한 혈액은 혈관을 막아버리기 때문에 뇌경색이나 심근경색을 일으킵니다"라는 위협적인 말로 시청자나 독자의 공포심을 자아낸다.

"양파를 먹으면 혈액이 맑아진다"느니, "꽁치나 전갱이 같은 등푸른 생선이 좋다"느니 하는 전문가의 의견이 그럴듯하게 덧붙여지기도 한다. 항간에는 피를 맑게 하는 효과를 내세운 건강식품이나 영양 보조 식품, 심지어는 팔찌나 이불까지 다양한 상품이 판매되고 있다.

하지만 '걸쭉한 혈액'이나 '맑은 혈액'이나 어느 쪽이든 의학적인 근거는 없는 것이나 마찬가지다. 혈액의 상태는 현미경으로 본다고 해서 알 수 있는 것이 아니다.

사실 '걸쭉한 혈액', '맑은 혈액'에는 일종의 조작이 숨어 있다. 적혈구는 혈액 속에 많이 함유되어 있다. 현미경으로 관찰하면 겹쳐져서 둥글게 뭉쳐 보이는 것은 당연하다. 또한 적혈구는 3분 이상 지나면 저절로 들러붙는다. 때문에 혈액이 '걸쭉한' 것처럼 보이는 것이다.

'맑은 혈액'을 만드는 것도 간단하다. 광학 현미경용 슬라이드 글라스(slide glass)에 커버 글라스(cover glass)를 세게 눌러 붙이면 적혈구가 얇게 퍼져서 마치 부드럽게 흐르는 것처럼 보인다. 같은 혈액이라도 어떤 장치를 하느냐에 따라 전혀 다르게 보일 수 있다.

2006년에는 '혈액이 맑아지는 효과'가 있는 것처럼 속여 팔찌를 판매한 건강 기구 판매회사 대표가 체포되었다. 그리고 같은 해에 NHK의 건강 프로그램 〈해보면 안다!〉에서도 '맑은 혈액 사기 주의'라는 특별 방송을 편성하기도 했다.

월드컵 경기 시청 중
심근경색이 늘어난 이유

그런데 '걸쭉한 혈액'이 모두 다 거짓말이라고 하기는 어렵다.

뇌경색, 심근경색의 원인 중에서 스트레스가 차지하는 비중은 매우 크다. 부정적인 생각은 혈소판끼리 서로 맞붙게 하여 혈액의 점착도가 올라간다. 그 결과, 혈관이 막히고 뇌경색이나 심근경색을 일으키는 것이다.

스트레스와 심근경색의 관계에 대한 논문도 많다. 그중에서도 흥미로운 것은 독일 막시밀리안(Maximilian) 대학 내과의 빌베르트 (Wilbert)가 발표한 〈월드컵과 심근경색〉이라는 논문이다. 뮌헨 지구의 주민을 대상으로 월드컵 기간과 평상시의 구급차 이송 비율을 비교한 결과, 월드컵 기간에는 평균 2.6배나 출동 요청이 증가했다고 한다.

2006년 독일 월드컵에서 독일은 조 리그를 순조롭게 승리하며 결승 토너먼트에 진출했다. 하지만 준결승전에서 연장까지 가는 접전 끝에 이탈리아에 패하고 말았다.

독일과 이탈리아의 시합이 방송되던 날의 구급차 출동률은 전년 같은 날 대비 남성이 3.2배, 여성이 1.8배 높았다.

　뇌경색, 심근경색 등으로 병원에 실려간 사람은 이탈리아 선수가 승리에 쐐기를 박는 두 번째 골을 넣은 직후 가장 늘었다고 한다.

　독일 축구 팬들의 열기는 상상을 초월한다. 따라서 많은 독일 국민이 독일이 지고 있는 시합에 조바심을 내며, "아, 진짜! 뭘 하는 거야! 거기서 슛을 쏴야지! 으이그!" 하며 흥분이 극에 달해 있었을 것이다. 그런 부정적인 감정은 심신에 커다란 스트레스를 준다. 그 결과, 스트레스로 혈소판이 서로 맞붙고 혈전이 생겨, 뇌경색이나 심근경색을 일으키는 사람이 속출한 것이다.

　스포츠 중에서 경기 도중 돌연사를 많이 발생시키는 것은 골프다. 일본에서만 연간 약 200명이 라운드 중에 사망했다. 그리고 그 원인의 80%가 심근경색이다. 골프의 사망률은 경기하는 사람의 수가 많은 것을 고려하더라도 스포츠 중에서 단연 앞서 있다.

　조깅이나 수영은 심박 수가 높아진 후로는 별 변화가 없다. 한편, 골프는 샷을 할 때마다 심박 수가 급상승하고, 샷을 마치면 급저하하기를 반복한다. 따라서 심장에는 큰 부담이 된다.

　최근에도 프로 골퍼 구옥희(56세), 사사키 히사유키(佐佐木久行, 48세)가 플레이 도중 심근경색으로 사망했다. 또 2013년에 사망한 코미디언 사카가미 지로(坂上二郎)도 골프 경기 도중 뇌경색으로 쓰러진 적이 있다고 한다.

골프는 한 타 한 타에 신경을 집중해야 하는 스포츠다. 샷이나 퍼트 시의 긴장감이 과도한 스트레스가 되어 골퍼들의 심장을 습격하는 것이다.

웃음만큼
면역력을 높여주는 것은 없다

"혈압이 오르지 않게 하려면 어떻게 해야 하죠?"

강연회에서 강연이 끝나고 청중으로부터 가장 많이 받는 질문이다.
이 질문에 필자는 늘 같은 대답을 해준다.

"평상심이 제일입니다. 평상심을 유지하는 데 가장 좋은 것은 바로 웃음이죠. 무슨 일이 있어도 웃으면 됩니다. 억지웃음이라도 효과가 있어요."

치과에서 이 치료를 받거나 도로가 막혀 꼼짝 못하는 상황이라도 평상심만 유지하면 혈압은 오르지 않는다. 하지만 깨달음을 얻은 존재가 아닌 이상, 그러기는 어려울 것이다. 평상심 유지가 어려울 때는 웃으면 된다.

'에이! 정말 못 참겠다!' 하는 상황이라도 "하하하!" 하고 억지웃음이라도 웃으면 혈압은 오르지 않는다.

'소문만복래(笑門萬福來)'라는 말이 있듯이, 웃음은 '복'뿐만 아니라 '건강'까지 가져다준다.

1999년에 공개된 〈패치 아담스(Patch Adams)〉라는 영화를 기억

고혈압은 병이 아니다

하는가? 피에로처럼 붉은 코를 단 로빈 윌리엄스가 연기한 의대생이 조크를 연발하는 유니크한 치료법으로 환자의 마음과 몸을 치유한다. 유머러스하면서도 감동적인 작품이다.

이 영화의 실제 모델인 의사 헌터 애덤스(1945~)는 웃음을 도입한 치료로 의학계의 상식을 뒤엎은 인물이다. 최근 들어 국내에서도 퍼지고 있는 호스피틀 클라운(Hospital Clown, 장기 입원 환자인 어린이 등에게 웃음을 주는 어릿광대) 활동의 원조 격이다.

웃음을 치료에 도입한 것은 1976년 어느 의학 잡지에 게재된 한 환자의 수기에서 비롯되었다. 그것은 강직성 척추염(强直性脊椎炎, 척추의 관절, 인대가 차차 뼈로 변하여 굳어지는 만성 질병)이라는 난치병을 앓고 있는 미국의 잡지 편집자 노먼 커즌스(Norman Cousins)가 웃음을 도입한 치료로 병을 극복하기까지의 기록이다.

커즌스는 유머 소설을 읽거나 희극 영화를 보면서 크게 웃으면 통증이 완화되어 푹 잘 수 있었다고 한다.

난치병을 극복한 커즌스는 그 후 캘리포니아 대학 의학부 교수로 전직해 웃음 치료 효과 및 의료 저널리즘을 강의했다.

이를 계기로 일본에서도 웃음의 효용을 과학적으로 밝히려는 연구가 시작되었다.

그중에서 유명한 것이 1991년 오사카 미나미 연예장에서 실시된 실험일 것이다.

암 환자 19명에게 요시모토 신희극(吉本新喜劇)을 세 시간 동안 보며 마음껏 웃게 한 후, 그 전후의 암세포를 직접 공격하는 자연 살해 세포(Natural killer cell, NK세포)의 활성도를 관찰한 것이다.

관찰 결과 처음부터 낮았던 사람, 기준치 이내였던 사람 모두의 활성도가 상승했다. 이는 웃음이 암에 대한 저항력을 높인다는 사실을 입증한 것이다.

이후의 연구에서 NK세포는 단 5분만 웃어도 활성화한다는 사실이 밝혀졌다. NK세포는 주사로 활성화하려면 3일이나 걸린다. 그만큼 웃음이 몸에 큰 영향을 미치는 셈이다.

슬픔이나 노여움 등 부정적인 감정 또는 스트레스가 면역력을 저하시키는 데 반해, 웃음은 정반대의 효과를 낸다는 사실이 이 실험으로 입증되었다.

단, 면역력은 무조건 강하다고 좋은 것은 아니다. 류머티즘이나 바제도병(Basedow病), 원형탈모증 등 자가면역질환에 속하는 병은 면역 시스템의 이상으로 발생한다. 원래는 몸에 나쁜 영향을 주는 물질에만 반응하는 면역이 과도하게 반응하여 자신의 몸까지 공격하는 일이 벌어진다.

그런데 웃음에는 이런 면역 전체의 밸런스를 조절해주는 효과까지 있다는 사실이 실험을 통해 밝혀졌다.

즉 웃음은 암이나 바이러스에 대한 저항력을 높일 뿐 아니라 면역 이상을 개선하는 능력까지 있다.

혈압약보다
웃음이 훨씬 낫다

웃음에는 또한 혈당치를 정상으로 되돌리는 기능도 있다.

이는 국제과학진흥재단 '마음과 유전자 연구회'가 2003년에 당뇨병 환자를 대상으로 한 실험에서 입증되었다.

당뇨병 환자 21명에게 첫째 날은 당뇨병 메커니즘에 관한 강의를, 둘째 날은 만담꾼 콤비 B&B의 만담을 듣고 점심 식사 후에 혈당치를 측정했다.

그러자 첫째 날 공복 시와 식후 혈당치는 평균 123mg/dl였는데, 만담을 들은 둘째 날은 평균 77mg/dl로 약 40mg/dl나 내려갔다. 예상을 훨씬 뛰어넘는 결과에 학자들은 놀라움을 금치 못했다.

이 밖에도 웃음은 몸에 좋은 다양한 효과가 있다.

1. 뇌 기능 활성화

뇌의 해마는 새로운 것을 학습할 때 활약하는 기관이다. 웃으면 그 용량이 커져 기억력이 좋아진다. 또한 웃으면 알파파가 증가해 뇌가 안정감을 찾는다.

2. 혈액 순환 촉진

크게 웃을 때의 호흡은 심호흡이나 복식호흡과 같은 상태가 된다. 혈액 순환이 좋아지고 신진대사가 활발해진다. 30초 동안 웃으면 3분 동안 산책한 정도의 운동 효과가 있다.

3. 자율신경의 밸런스 조절

자율신경에는 몸을 긴장 상태로 만드는 교감신경과 안정 상태로 만드는 부교감신경이 있다. 자율신경의 밸런스가 무너지면 두통, 미열, 불면증, 생리불순 등 몸 상태의 이상이나 정서불안증, 피해망상, 우울증 등의 원인이 된다. 보통 깨어 있는 동안은 교감신경이 우위에 서는데, 웃으면 부교감신경이 우위에 선다. 교감신경과 부교감신경의 역할이 바뀜으로써 자율신경의 밸런스가 조절된다.

4. 행복감과 진통 작용

웃으면 뇌내 호르몬의 일종인 엔도르핀이 분비된다. 이 물질은 행복감을 주는 것 외에도 '러너스 하이(Runner's High)'의 주요인이라고도 하는데, 모르핀의 몇 배나 되는 진통 작용으로 통증을 완화시켜 준다.

웃으면 뇌가 건강해지고 의욕이 생겨 스트레스도 완화된다. 면역력이 높아져 혈압이나 혈당치가 정상으로 되돌아온다. 게다가 무료

이고 부작용도 없다. 이 정도면 '웃음은 만병통치약'인 셈이다.

아무래도 혈압이 걱정된다면, 측정하기 전에 먼저 웃으면 된다. 혈압을 잴 때마다 수치를 걱정하고 혈압약을 먹는 것보다 얼마나 좋은가?

자세만 바로 해도
혈압은 내려간다

매일 웃으며 지낼 수 있다면 좋겠지만, 꼭 그렇게만 되지 않는 것이 인생이다. 살아 있는 한, 슬픈 일도 화가 나는 일도 겪게 된다.

기분 내키는 대로 화를 내거나 말 안 듣는 자녀를 혼낸 후에 현기증이 나거나 머리가 아픈 경험이 없는가? 그것은 화 때문에 생긴 흥분으로 혈관이 수축되고 혈압이 올라 신경이 짓눌린 결과다.

그것은 인간의 몸에 갖춰진 본능적인 기능이다.

자연계에서 살아가는 동물은 원래 화를 낸 흥분 상태 다음에는 공격 또는 도주 본능이 있다. 따라서 몸은 그다음에 이어질 격한 운동에 대비해 혈압을 올리게 되어 있다. 이런 예는 화냄뿐만 아니라 놀람, 슬픔 등의 감정에서도 똑같이 나타난다. 외부로부터의 자극이나 충동으로 마음이 부들부들 떨리거나 동요되면 몸은 생명에 위협을 느껴 혈압을 올린다.

나카무라 덴푸는 늘 평상심의 중요성을 강조했다. 마음의 동요를 방지하는 데 중요한 것 중 하나가 '웃음'이고, 또 다른 하나는 '자세'다.

대부분의 사람들은 감정이나 자극을 마음으로 막으려 한다. 갑자기 큰 소리가 나거나, 길을 걷고 있는데 누군가 클랙슨을 울리면 움찔하게 된다. 바로 이때 혈압은 급상승할 것이다.

마음에 쇼크나 충동을 크게 받으면 몸도 함께 충격을 받는다.

옛날 무사들은 전장에 나갔을 때 어떻게 해야 동요하지 않고 냉정함을 유지할 것인지에 마음을 썼다. 즉 핵심은 평상심이다. 무사로서 부끄럽고 꼴사나운 죽음을 피하기 위해 잡념을 떨구어낸 명경지수와 같은 마음이 무엇보다 필요했던 것이다.

지금도 무도 수련에서는 끊임없이 배를 연마하라고 한다. 한 번쯤은 "단전에 힘을 모으다"란 말을 들어보았을 것이다.

간단히 설명하면, 배꼽 아래 단전에 힘을 주고 허리를 꼿꼿이 세우면서 항문을 조인다. 그리고 상체의 힘을 빼고 어깨를 늘어뜨리며 턱을 당긴다. 그러면 몸에 한 줄기 축이 세워진 형태가 되어 자연스럽게 등줄기가 펴진다.

이 기본 자세를 덴푸는 요가 용어에서 따와 '쿰바카(Kumbhaka)'라고 이름 붙였다. 이는 요가나 무도뿐만 아니라 발레, 무용, 가부키(歌舞伎), 노(能, 현존하는 세계 최고의 연극, 무용극) 등에서도 공통된 자세다.

일류 무도가나 가부키 배우 등의 자세가 아름다운 것은 중심이 잘

잡혀 있기 때문이다.

시합이나 무대 위에서는 마음의 동요 하나가 승패를 좌우한다. 쿰바카는 평상심을 유지하고 실력을 발휘하기 위한 기본 자세인 셈이다.

쿰바카는 약간의 요령만 터득하면 누구나 할 수 있는, 아주 간단한 자세다. 화가 났을 때나 충격을 받았을 때, 흡! 하고 배에 힘을 주고 항문을 조이며 어깨의 힘을 뺀다.

예를 들어 파도가 거친 날 우연히 배를 탔을 때, 항문을 조이고 어깨의 힘을 빼면 뱃멀미를 하지 않는다. 물속에 빠져도 나무에서 떨어져도 항문이 닫혀 있는 사람은 살아난다고 한다. 또한 배에 힘을 줌으로써 저절로 복근이 길러져 요통도 개선된다.

화가 나려 할 때 흡! 슬퍼지려 할 때도 흡! 이것만으로 마음은 안정을 찾아 동요되는 일이 없어진다.

평소 좋은 자세를 가지려고 노력하면 스트레스에 강한 몸을 만들 수 있다.

긍정적 사고는
질병을 낫게 한다

"요즘은 전문가도 아니면서 의사보다 자신의 병을 더 잘 안다고 큰소리치는 바보들이 많다. 참으로 한심한 일이다. 지식으로는 병을 고칠 수 없다. 아무짝에도 쓸모없는 지식이라면 알 필요도 없다. 모두 잊어라!"

50여 년 전에 나카무라 덴푸는 강연장을 채운 청중들 앞에서 이렇게 일갈했다.

지금 의료나 건강에 대한 사람들의 관심은 무서우리만치 크다. 그리고 현대는 인터넷을 비롯해 고도 정보화 사회다. 알려고만 하면 정보는 얼마든지 얻을 수 있다.

하지만 지식은 한계가 없다. 동시에 일반인에게 의료나 건강 관련 지식은 불안의 방증이기도 하다.

알면 알수록 불안이 해소되기는커녕 더 부풀어 오를 뿐이고, 그 불안이 오히려 치료를 방해하고 새로운 병을 유발하기도 한다.

이것이야말로 정보 과잉에 빠진 현대인의 자화상이 아닐까?

덴푸 철학의 기본은 철저하게 '긍정적 사고'에 있다.

고혈압은 병이 아니다

인생은 '마음먹기'에 달렸다. 옆에서 볼 때 괴롭고 힘들겠다 싶은 일이라도 본인이 기쁘고 고마운 일이라고 생각하면, 그것은 이미 불행이 아니다.

누구에게나 인생은 한 번뿐이다. 그렇다면 어차피 살아 있는 동안만이라도 무슨 일에든 웃음을 잃지 말고 모든 일에 감사하자.

덴푸는 젊은 시절에 당시로서는 죽을 병이던 결핵에 걸렸다. 그러나 인생의 밑바닥에서 '긍정적 사고'를 얻어 스스로의 힘으로 병을 고쳤다. 덴푸는 "세상이란 괴로운 것도 아니고 고통스러운 것도 아니다. 본질적으로 즐겁고 아름다우며 조화로운 세계다"라고 설파하곤 했다.

하지만 많은 사람들이 이를 믿지 않을뿐더러 생각조차 하지 않으려 했다. 온갖 괴로움과 고통으로 가득 찬 것이 인생이라고 생각했다.

"아무리 일해도 생활은 전혀 편해지지 않는다. 아니, 편해지기는 커녕 스트레스로 인해 몸은 엉망진창이 되어버렸다. 노후도 불안하고 지병도 있다. 그런데 인생이 즐겁다고? 그렇게 단순하게 생각할 일이 아니다." 실제로는 이렇게 느끼지 않는가?

그러나 행복은 마음먹기에 달렸다. 아무리 물질적으로 풍부해도 이런 생각을 바꾸지 않는 한, 행복을 느끼며 살기란 힘들다.

덴푸 철학은 마음에 눌어붙은 '부정적인 사고'를 없애는 방법이다.

건강에 무관심한 것이
몸에 이롭다

덴푸의 말처럼 가장 중요한 것은 부정적인 사고에 빠지지 말고 자신의 몸을 믿는 것이다. 잡념을 없애고 몸의 소리에 귀를 기울이면 무엇이 옳고 그른지 알게 된다. 정보에 현혹되지 말고 조금만 더 단순하게 자기의 감성을 믿고 따르면 된다.

여기 재미있는 데이터가 있다.

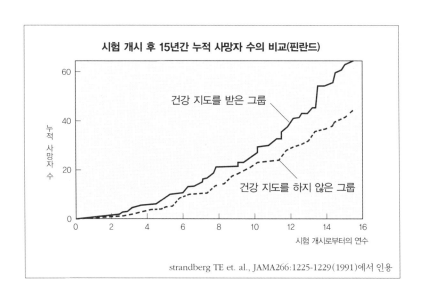

시험 개시 후 15년간 누적 사망자 수의 비교(핀란드)

strandberg TE et. al., JAMA266:1225-1229(1991)에서 인용

고혈압은 병이 아니다

1970년대부터 1980년대에 걸쳐 핀란드에서 실시된 조사다.

38세에서 54세까지의 남자 회사원을 상대로 건강진단을 실시한 뒤 고혈압, 고콜레스테롤, 흡연 등 위험 요소를 가진 사람 1222명을 뽑아 A, B 두 그룹으로 나누었다.

A그룹에는 식사, 운동, 금연 등 자세한 지도를 하고, 그래도 혈압이나 콜레스테롤 수치가 내려가지 않을 때는 약을 먹였다.

B그룹에는 적극적인 치료나 지도를 전혀 하지 않았다. 즉 그냥 방치한 것이다.

5년 후 두 그룹은 어떻게 되었을까?

A그룹은 혈압이나 콜레스테롤 수치가 확실하게 내려갔다.

그런데 B그룹은 사망자가 5명인 데 비해 A그룹은 10명으로, B그룹의 두 배에 달했다. 심근경색에 걸린 사람도 B그룹의 9명에 비해 A그룹은 19명으로, 이 또한 두 배였다.

이 결과를 가지고 핀란드 연구진은 다음과 같이 결론지었다.

"라이프스타일을 개선한 점은 좋았지만, 약을 사용한 점은 좋지 않았을 가능성을 부정할 수 없다."

더 나아가 15년 후와 18년 후를 추적 조사했더니 사망과 심근경색은 A그룹이 확실하게 많았다(18년 후 A그룹의 사망자 수는 95명, B그룹의 사망자 수는 65명. 심근경색은 A 39명, B 19명).

필자는 이 연구에 부정적인 사고가 얼마나 건강에 해를 입히는지 잘 나타나 있다고 생각한다.

항상 혈압을 걱정하고 몸에 좋은 식사를 하며 진지하게 운동하는 것이 오히려 부정적인 사고로 연결되어 건강을 해치는 것이다.

건강에 무관심해도 부정적인 사고에 사로잡히지 않는 것이 결국은 몸에 좋다.

핀란드의 이 연구는 지나친 건강 지향에 대한 비판이자 경종이다. 지금 우리에게 필요한 것은 혈압을 비롯해 지나치게 건강을 걱정하지 않는 일이다.

제5장

스트레스만큼
무서운 것은 없다

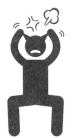

소금과 고혈압은
아무 관계가 없다

"혈압이 높은 사람은 소금 섭취량을 줄입시다."

"하루 소금 섭취량을 6g 이하로 낮춥니다."

고혈압 때문에 진찰을 받으면 반드시 위와 같은 지도를 받는다. 그래서 지도받은 대로 소금 섭취 감량에 들어가 맛없는 식사에 진저리를 치는 사람도 많지 않을까?

사실 "과도한 소금 섭취는 고혈압을 유발한다"고 한 '소금 유죄설'에는 과학적 근거가 전혀 없다. 고혈압은 가령 현상일 뿐 소금과는 아무 관계가 없는 것이다.

그렇다면 왜 소금 유죄설이 이토록 널리 퍼진 것일까?

소금 섭취량이 많은 동북 지방 사람들은 섭취량이 적은 오키나와 사람들에 비해 고혈압 환자가 약간 많다는 점. 그리고 1970년대에 소금을 거의 섭취하지 않는 이뉴잇(Inuit, 에스키모계 민족)족은 고혈압이 거의 없다는 조사 결과가 알려진 사실에서 "고혈압의 원인은 소금"이라는 잘못 유추된 이미지가 생겨난 것으로 보인다.

전 세계 연구자 사이에서도 소금 섭취량과 고혈압의 관계는 오랜 기간 풀리지 않는 수수께끼였다.

오랜 논쟁에 종지부를 찍은 것이 1988년 세계 32개국, 52개 지역의 전문 기관이 참여한 대규모 역학 조사 '인터솔트 스터디(Intersalt study)'다.

전 세계 1만 명 이상의 데이터를 분석한 결과, 파푸아뉴기니 등 생활 환경이 극단적으로 다른 지역을 제외하고 소금 섭취량과 고혈압은 아무 관계가 없다는 결론을 얻었다.

실제로 핀란드를 제외한 유럽 주요국들은 염분 감량을 주장하지 않는다.

전 세계적으로는 이미 오래전에 비상식이 된 이 사실이 왜 유독 일본에서만 지금도 상식처럼 행세하고 있는지 모를 일이다.

고혈압은 병이 아니다

소금을 줄이면
몸에서 힘이 빠진다

필자는 아주 일반적인 식생활을 하는 한, 염분 섭취량을 줄일 필요가 없다고 생각한다.

2009년의 조사에 따르면, 성인의 하루 평균 염분 섭취량은 남성의 경우 약 11.6g, 여성은 평균 9.9g이었다.(2010년 〈국민 건강·영양 조사〉) 그런데 1950년대에는 하루 평균 20g을 초과했다. 일본인의 염분 섭취량이 50년 동안 반 이상 줄어든 셈이다.

옛날에는 가정마다 냉장고가 없었기 때문에 음식물 보존을 위해서는 다량의 소금이 필요했다. 필자의 어린 시절 식탁을 회상해보면 매 끼니 소금기가 강한 절인 음식이나 조림, 소금을 잔뜩 뿌린 연어를 먹었던 기억이 난다.

지금은 냉장 기술이 발달하여 언제든 신선한 식재료를 구할 수 있게 되었다. 현재의 일반적인 식사를 50년 전과 비교하면 훌륭한 저염 식단인 셈이다.

소금(나트륨)은 우리 몸속에서 생명 유지와 관계되는 다양한 역할을 한다. 소금이 없으면 생물은 살아갈 수 없다. 그것은 태곳적부터 생물이 바다에서 유래했다는 사실과 깊은 관계가 있다.

이처럼 과학이 발달한 현대에도 소금을 대체할 식재료는 인공적으로 만들 수 없다. 설탕이나 식초 성분은 다른 것으로부터 보급할 수 있다. 그러나 소금만큼은 다른 것으로 대체할 수 없는 유일무이한 식품이다.

염분이 부족하면 순환 부전, 혈압 저하, 탈수 증상, 변비, 빈혈, 부종 등 다양한 문제가 생긴다. 소금은 살아가는 데 필수불가결한 것으로, 과도한 염분 감소는 건강을 해친다.

맛도 없는 저염식을 억지로 먹으며, 게다가 몸까지 해치다니, 이 얼마나 슬픈 희극인가?

에도 시대(江戸時代, 1603~1867)에는 '극도의 저염식'이 혹독한 고문으로 죄인들에게 공포의 대상이었다. 죄인이 고집스럽게 범행을 부인하면, 간수는 '소금 뺀 밥'을 준다. 소금을 빼면 기력을 잃게 되어 아무리 덩치 좋은 사내도 이내 항복했다고 한다.

면역학자 아보 도루(安保徹)는 초식(草食) 계열이라느니 우울증에 걸리기 쉽다느니 하는 지금의 젊은이들에게서 활력이 없는 것은 저염식 때문이라고 한다.

예나 지금이나 일본인은 세계에서 가장 많이 소금을 섭취하는 민족이다. 일본인의 하루 평균 소금 섭취량이 10g인 데 비해 미국은

8g, 유럽은 7g이라고 한다.

한편, 일본인은 세계에서 가장 오래 사는 민족이다. 1980년경 스웨덴을 제치고 세계 제일의 장수 국가가 된 지 30년. 21세기를 맞은 지금도 일본은 그 자리를 유지하고 있다.

이 두 가지 사실에는 어느 누구도 반론을 제기하지 못할 것이다. 즉 소금을 많이 먹기 때문에 일본인은 오래 산다고도 할 수 있다.

따라서 "소금 섭취량을 줄여라"만 시끄럽게 외치지 말고, 맛있게 먹으면 된다.

어린 시절의 식사가
몸에 좋다

　필자가 어린 시절에 고기는 고급 음식이어서 잔칫날에나 먹을 수 있었다.

　서민의 식탁에 일상적으로 고기가 오르게 된 것은 고도 경제 성장기 이후의 일이 아닌가 싶다.

　1961년에는 연간 1인당 8.1kg이었던 고기 소비량이 1995년에는 47.9kg으로 늘어났다. 고기 소비량은 약 5.9배가 되었는데, 특히 소고기 증가율은 약 7.5배나 되었다.

　또 고기와 반비례해서 쌀 소비량은 계속해서 줄고 있다. 1962년에는 연간 1인당 118.3kg이었던 쌀 소비량이 2008년에는 58.5kg으로 절반 정도 줄었다.

　식생활의 서구화는 체형에도 큰 변화를 가져왔다.

　1950년대 이후 약 60년 동안 평균 신장은 남녀 모두 10cm 가까이 커졌다. 손과 발도 늘씬하게 길어졌고, 부드러운 음식이 늘어난 영향으로 턱이 가늘어지고 얼굴도 작아졌다. 거리를 걷는 젊은이들 중에는 서양 모델 같은 사람도 많아졌다.

고혈압은 병이 아니다

고기를 먹으면서 일본인의 '체격' 또한 확실히 좋아졌다. 하지만 옛날에 비해 '체질'은 나빠지지 않았을까?

곡물이나 채소가 소화 기관을 통과하여 변으로 배출되기까지 걸리는 시간은 평균 25~30시간이다. 그런데 고기는 그 세 배인 60시간 정도 걸린다고 한다. 사람의 내장 온도는 38도인데, 그 안에서 고기가 60시간이나 머문다면 썩지 않을 수 없다.

식생활이 주원인으로 알려진 대장암은 1950년부터 2000년까지 50년간 남자는 10.9배, 여자는 8.4배나 증가했다. 검사 기술이 발달한 것을 감안해도 경이적인 증가세다.

'부패하다'의 '썩을 부(腐)'는 '府(내장)'에 '肉(고기)'가 들어 있는 상태를 이른다. 과다한 고기는 내장 환경을 악화시켜 암을 유발한다.

필자는 동물성 식품, 특히 고기는 가급적 먹지 않는 식습관을 가지고 있으며, 실제로도 거의 안 먹는다. 그래도 매우 건강하다. 나이에 걸맞은 체력도 갖췄고, 너무 마르지도 않았다.

이런 이야기를 하면 "고기를 먹고 싶어지지 않나요?" 하며 놀란다.

그러면 필자는 한결같이 이렇게 대답한다.

"어린 시절 먹을 기회가 거의 없었기 때문에 그렇게 먹고 싶다는 생각은 들지 않습니다."

요리 평론가 야마모토 마스히로(山本益博)는 자신의 저서에서 "인간의 오감 중에 미각은 가장 보수적이어서, 자기가 아는 음식만 맛있어 한다"고 했다.

어린 시절부터 익히 먹어온 음식, 좋아했던 음식이 그 사람에게는 '맛있는 음식'이다. 이른바 '엄마가 해주는 음식'이 그것이다.

필자의 어린 시절 음식은 밥, 된장국, 절임, 채소볶음, 나물 그리고 가끔 생선이 오르는 정도였다. 익히 먹어온 음식이 아니었기 때문에 특별히 고기를 먹고 싶다는 생각은 들지 않는다. 필자가 고기를 즐겨 먹지 않는 이유는 단지 이 때문이다.

그런데 미각의 완고함을 역이용하여 크게 성공한 기업이 있다. 미국의 패스트푸드 체인 맥도날드다. 맥도날드는 일본에 들어오면서 주요 고객 대상을 어린이로 잡았다.

"사람은 12세까지 먹어온 음식을 평생 먹는다."

일본 맥도날드 창업자인 후지타 덴(藤田田)의 말이다. 어린 시절 햄버거에 맛들인 사람은 평생 맥도날드 고객이 될 것이라는 의미다.

이러한 발상은 어떤 의미에서는 소름 끼칠 정도로 무섭다.

똑같은 상황이 정크 푸드나 과자 그리고 고기에도 적용될 수 있다.

예로부터 일본인은 육식을 주식으로 삼지 않은 민족이었다. 6세기 초 불교가 전래된 이후 메이지 시대(1868~1912)의 문명개화까지 1200년 이상이나 때때로 육식 금지령이 내려지기도 했었다.

고혈압은 병이 아니다

전국시대(15세기 중반~16세기 후반의 사회적·정치적 변동 및 내란이 계속되던 시기)의 무사들은 전장에서 싸우는 데 필요한 에너지를 보충하기 위해 하루에 다섯 홉이나 되는 현미를 먹었다고 한다. 적은 양의 짠 반찬에 많은 양의 곡물을 먹는 식생활은 고대부터 쇼와 시대(1926~1989) 중반까지 이어졌다. 일본인의 내장은 곡물을 소화시키기 위해 길어졌고, 그 결과 몸통이 길고 다리가 짧은 체형이 되었다. 같은 아시아인이라도 고기와 김치라는 발효 식품을 중심으로 식생활을 영위하는 한국인은 몸통이 길지 않다. 오랜 세월 각각의 생활 환경에 맞는 최적의 체형으로 진화한 것이다.

요즘 예부터 내려오던 심플한 식생활을 재고하자는 움직임이 여성을 중심으로 퍼지고 있다. 1950~1960년대의 식생활을 모방한 '검소한 음식'이나 현미, 채식을 기본으로 한 '장수식(macrobiotic)', 농약이나 첨가물을 사용하지 않은 '친환경식' 등이 그 대표적인 예다.

맛있는 음식에 지친 우리 몸이 '위장에 좋은 음식', '몸에 좋은 음식'을 요구하는 것은 지극히 자연스러운 현상이다.

혈압을 낮추는 음식은
존재하지 않는다

요즘은 음식과 관련된 다양한 건강 정보가 넘쳐난다.

예를 들어 "양파를 먹으면 피가 맑아진다"거나 "식초를 마시면 피로가 풀린다"거나 "숙취에는 재첩이 효과가 좋다"는 식이다.

혈압을 낮추는 음식도 많이 소개된다. 무즙, 프룬(prune, 말린 자두), 바나나, 파슬리……. 다 꼽으려면 한이 없다.

혈압이 걱정되는 사람은 이런 음식을 먹어볼까 하는 생각도 들 것이다. 약(혈압약)보다는 음식이 몸에 더 이로울 거라고 생각할 게 틀림없다.

하지만 정말 그럴까?

필자는 이 책에서 "고혈압과 건강은 대체로 관계가 없다. 혈압을 걱정하는 일은 그 자체로 스트레스가 되어 몸에 좋지 않다"고 주장했다.

밑도 끝도 없는 말을 하는 것 같지만, '혈압을 내리는 식품'에 매달리는 것은 아무 의미가 없다고 필자는 생각한다.

이는 혈압에만 한정된 말이 아니다. 과연 '몸에 좋은 식품'이란 게 정말 있는지 필자로서는 의문이다.

2007년에 TV 건강 프로그램에서 낫토 두 팩을 아침저녁으로 먹으면 강력한 다이어트 효과가 있다는 방송이 나간 후 마트에서는 낫토 품절 사태가 일주일이나 계속되었다. 하지만 이후 그 프로그램에서 제시한 데이터가 완전히 엉터리였음이 밝혀졌다. 방송국도 서둘러 날조되었음을 인정하고 사과했다. 당시 사회 문제로까지 번져서 기억하는 사람도 많을 것이다.

그때 필자는 집에서 우연히 그 방송을 보고 있었다. '낫토를 먹으면 피부가 10년 젊어진다!', '피가 맑아진다', '낫토로 건강과 장수를!' 등 화려한 문구와 함께 다양한 실험 데이터가 제시되었다. 진지하게 TV를 보고 있는 아내 옆에서 필자는 의아한 생각을 품지 않을 수 없었다.

낫토에는 분명 살아가는 데 필요한 필수 아미노산이나 비타민, 식물성 섬유 등이 풍부하게 들어 있다. 낫토는 일본인의 생활에 없어서는 안 될 훌륭한 발효 식품이다. 낫토의 역사 또한 깊어서 나라 시대(奈良時代, 710~784)에 이미 음식에 사용되었다고 한다.

하지만 필수불가결하다는 것과 건강에 효과 있다는 것은 차원이 다른 이야기다. 하물며 다이어트 효과라니 더더욱 의심이 든다. 왜냐하면 낫토에는 상당한 칼로리가 들어 있기 때문이다.

음식물이건 운동이건 일종의 건강 효과를 증명하기란 여간 어려운 일이 아니다. 예를 들어 낫토의 효과를 '과학적'으로 확인하기 위해서는 수천 명을 상대로 '낫토를 먹는 그룹'과 '낫토를 먹지 않는 그룹'으로 나눈 뒤 20년 이상 관찰하여, 그동안 생긴 발병률이나 사망률을 세밀하게 비교해야 한다.

방송국에서 실시하는 엉성한 조사로는 정확한 결과가 나올 수 없다. 게다가 그마저 날조된 것이었으니 할 말을 잃을 뿐이다.

공복 건강법으로는
오래 살 수 없다

최근에 화제를 모으고 있는 "초저칼로리로 수명을 연장한다"거나 "하루 한 끼로 젊어진다"는 등의 '공복 건강법'이라는 것이 있다.

공복 건강법의 근거는 2009년에 발표된 위스콘신 대학의 연구다.

먹고 싶은 대로 마음껏 먹게 한 붉은털원숭이 그룹과 최대 40% 칼로리를 제한한 붉은털원숭이 그룹을 25년 이상 관찰한 결과, 먹고 싶은 대로 마음껏 먹인 쪽에서는 생활습관병으로 죽은 원숭이가 많았다고 한다. 한눈에 봐도 비만이나 늘어진 피부, 가늘어진 털 등 노화 현상이 눈에 띄었다.

이에 반해 칼로리를 제한한 쪽은 생활습관병이 적고 얼굴도 젊어 보였다.

이 연구는 일본에서도 화제가 되어 "식사 제한으로 장수 유전자를 활성화한다"라는 메인 카피와 함께 공복 건강법은 단숨에 세간의 관심을 끌었다.

하지만 발표가 있고 나서 몇 개월 후, 같은 붉은털원숭이를 대상으로 한 실험에서 전혀 다른 결과가 나온 사실은 의외로 잘 알려져 있지 않다.

이는 미 국립노화연구소 연구 팀이 붉은털원숭이를 20년 이상 관찰하고 비교한 것이다.

그 결과에 대해 앞에서 발표된 위스콘신 대학의 연구를 뒷받침하는 데이터가 나올 것으로 모두들 기대했다.

하지만 결과는 전혀 달랐다.

노화연구소의 실험에서 칼로리 제한에 따른 생활습관병 예방과 사망률 감소 효과는 나타나지 않았다. 즉 다이어트를 해도 수명이 연장되지 않는다는 정반대 결론이 나온 것이다

노화연구소 팀은 "영장류의 수명은 칼로리뿐만 아니라 환경이나 식사의 질 등 다양한 요인이 영향을 주는 것 같다"고 결론 내렸다.

이 발표에 따라 칼로리를 제한함으로써 장수할 수 있다는 주장은 원점으로 돌아가고 말았다. 붉은털원숭이를 이용한 실험은 지금도 계속되고 있으며, 위스콘신 대학은 현재 실험 중인 원숭이가 노년에 이르는 10년 후를 목표로 연구 결과를 정리한 새 논문을 발표할 예정이라고 한다.

즉 현재로서는 공복 건강법을 뒷받침해줄 만한 근거가 없는 셈이다.

매일 똑같은 것을 먹어도
장수한다

　필자의 환자인 A씨는 맞벌이하는 아들 내외를 대신해 한 가정의 부엌살림을 도맡아 하고 있다. 가족에게 안전하고 맛있는 음식을 먹이고 싶은 마음에 일흔여덟의 나이에도 요리 연구를 게을리하지 않는다. 그런데 어느 날 진찰이 끝나고 A씨가 의외의 푸념을 늘어놓았다.

　"하루에 서른 가지 음식을 먹읍시다! 하는데, 그렇게 먹으면 칼로리가 오버되니까 신경 쓸 거 없다고 말하는 사람도 있죠. 나이 든 사람은 고기를 먹는 게 좋다는 설도 있고, 먹지 않는 게 좋다는 설도 있어요. 대체 어느 말이 맞는지 모르겠어요. 뭘 어떻게 먹어야 하는지 속시원하게 말씀해주세요."

　A씨 같은 고민을 하는 사람이 의외로 많은 듯싶다. 식품 첨가물이나 잔류 농약, 방사능 오염 등 식탁의 안전이 흔들리는 지금, 요리에 관심이 많은 사람일수록 불안의 정도도 크다.

　"A씨가 지금껏 먹어온 음식이 좋았기 때문에 여든 가까이 건강하게 사신 거죠. 짐작하건대 가족들도 모두 건강할 겁니다. 이게 바로 당신의 요리가 몸에 좋다는 확실한 증거 아니겠습니까? 그러니까 지금처럼 드시면 됩니다."

필자가 이렇게 말해주자, A씨는 안심하고 집으로 돌아갔다.

결국 무엇을 먹어야 좋은지는 아무도 모른다. 아무리 영양학적으로 뛰어나다 해도 맛없는 음식이나 싫어하는 음식을 억지로 먹는다면, 그것은 스트레스를 유발하는 일이 된다.

필자의 지인인 아흔 살의 Y씨는 생활보호를 받으며 혼자서 산다.

Y씨의 식사는 하루 두 끼다. 아침은 무를 넣은 된장국과 밥, 저녁은 참치 회와 밥이 전부다. 1년 365일 변함없는 메뉴다. 음식 가짓수로 치면 열 가지도 안 된다. 그래도 Y씨는 병 한 번 안 걸리고 건강하게 산다.

좋아하는 음식을 잘 씹어서 천천히 먹는다. 좀 모자라다 싶게 먹고 뚱뚱해지는 것을 경계한다. 이 흔한 방법이 바로 정답이다.

식사든 혈압이든 똑같다고 필자는 생각한다. 너무 자잘한 데까지 신경을 쓰면 이 세상에 좋은 것은 하나도 없다.

음식을 50번 씹으면
날씬해진다

요즘처럼 과도한 다이어트는 결코 좋을 게 없다. 단, 비만이 몸에 좋지 않다는 사실만은 틀림없다.

혈압이나 콜레스테롤 수치가 높게 나오면 무슨 큰일이라도 난 것처럼 걱정하면서, 정작 자신의 체중에는 무관심한 사람이 많다. 왜 그럴까?

혈압이나 콜레스테롤이 그처럼 걱정된다면 그 수치를 내리는 가장 간단한 방법을 알려주겠다. 바로 날씬해지는 것이다.

살이 쪘다는 것은 소형 트럭에 산처럼 높은 모래를 싣고 달리는 것과 같다. 별것 아닌 경사로에서도 액셀을 끝까지 밟아야 올라갈 수 있다. 그럴 경우 엔진에 해당하는 심장에 엄청난 부하가 걸리고, 그에 따라 혈압이 오르는 것은 당연한 이치다. 뚱뚱한 몸은 방치하면서 혈압만 걱정하는 것은 코미디나 다름없다. 게다가 혈압약까지 먹는다면 그야말로 위험천만한 일이 아닐 수 없다.

비만인 사람이 표준체중까지 떨어뜨리면 병에 걸릴 확률은 낮아진다. 많은 사람들이 고민하는 요통이나 무릎 관절통도 개선된다.

비만도는 BMI(Body Mass Index, 신체질량지수)로 측정할 수 있다.

BMI는 '체중(kg)÷〔신장(m)×신장(m)〕'으로 계산하여 18.5 미만이면 '저체중', 18.5 이상 25.0 미만은 '표준', 25.0 이상이면 '비만'이다. 예를 들어 신장이 170cm이고 체중이 68kg인 남성의 경우, '68÷(1.7×1.7)'을 계산하면 BMI는 23.5이다.

BMI 계산식은 세계 공통이다. 하지만 판정 기준은 나라마다 다르다. 일본의 BMI 기준치는 남성이 22.0, 여성이 21.0이다. 역학 조사에서는 이 수치에 가까울수록 통계적으로 '병에 잘 안 걸리는 체형'으로 판명되었다.

인터넷상에는 신장과 체중만 입력하면 BMI를 측정해주는 사이트가 많으니, 독자 여러분도 자신의 체중과 신장을 한번 입력해보라. 인터넷 사이트를 찾는 것조차 귀찮다는 사람은 '신장(cm)-100'으로 계산해도 된다. 신장이 160cm인 사람의 경우, '160-100=60'이므로, 60kg을 목표로 체중을 줄이면 된다.

그런데 이성적으로는 다이어트를 해야겠다고 생각하면서도 그게 그처럼 간단히 되는 일은 아니다.

흔히 운동할 시간이 없어 살을 뺄 수 없다는 사람이 있는데, 이는 잘못된 인식이다. 비만의 원인은 운동을 안 해서가 아니라, 많이 먹기 때문이다.

운동을 많이 하면 살도 많이 빠질 것 같지만, 운동으로 살을 빼는 건 생각보다 쉽지 않다. 운동량이 많다는 수영조차 30분 동안 밥 반 공기 정도의 칼로리밖에 소비하지 못한다. 인간의 몸은 그만큼 효율적으로 만들어져 있다.

다이어트의 기본은 적게 먹는 것이다. 먹으면 살이 찌고 안 먹으면 살이 빠진다. 이것만이 진실이다.

"먹는 걸 많이 줄인 것 같은데도 살이 안 빠지네요" 하는 사람이 있다. 이들 대부분은 본인이 무엇을 얼마나 먹는지 잘 모르는 경우가 많다.

TV를 보면서 무심결에 과자를 집어 먹는다든지 때때로 입이 심심하다며 단 음식을 먹는 건 아닌지 곰곰이 되짚어볼 일이다. 이처럼 어떤 일을 하면서 자기도 모르게 집어 먹는 일은 습관적인 경우가 많다.

다이어트에 어려움을 겪는 사람이라면 한 번쯤 자신이 하루에 먹은 것을 모두 종이에 적어보는 것도 좋다. 그러면 자신의 식생활을 객관적으로 바라볼 수 있고, 불필요한 음식을 얼마나 섭취하는지도 알 수 있다.

필자가 추천하는 다이어트법은 아주 간단하다. 많이 씹는 것이다. 입에 음식을 넣고 50번 이상 씹어보자. 처음에는 무척 번거로울 것이다. 하지만 습관만 들이면 제일 간단한 방법이다.

이는 의외로 효과가 좋다. 꼭 시도해보기 바란다.

많이 씹으면 살이 빠지는 것 외에도 다양한 효과를 볼 수 있다.

먼저 치매를 방지할 수 있다. 많이 씹으면 뇌혈관이 넓어져 혈액과 함께 영양소가 잘 공급되어 인지 능력을 높여준다.

또 자세도 좋아진다. 잘 씹기 위해서는 턱 근육뿐만 아니라 목과 가슴, 등 근육도 사용해야 한다. 여러 근육이 단련되기 때문에 자연스럽게 좋은 자세가 나온다.

게다가 시력 회복에도 도움이 되고, 암 발병률이 10∼20% 정도 억제된다는 연구도 있다.

고혈압은 병이 아니다

휴식이
보약

건강을 해치는 최대 원인은 스트레스다. 건강을 위해 이것저것 걱정하느니 차라리 푹 쉴 것을 권하고 싶다. 현대인에게 가장 필요한 것은 결국 휴식이 아닌가 싶다.

현대인은 왠지 모르게 바쁘다. 밤늦게까지 일을 하는 데다 수면 시간마저 짧다. 금쪽같은 휴일은 취미 생활이나 가족을 위해 외출해야 하기 때문에 집에서 쉬는 일이 거의 없다. 이래 가지고는 피로가 쌓이기만 하는 것도 당연하다.

피로는 스트레스다. 몸은 스트레스와 싸우기 위해 혈압을 높인다. 약을 먹기 전에 먼저 충분한 수면을 취하고 몸을 쉬게 해주는 것이 우선이다.

포유류 중에서 척추를 90도로 세워 직립보행하는 것은 인간뿐이다. 척추가 수직으로 서 있기 때문에 내장은 항상 밑으로 쏠려 내려갈 위험에 노출된다. 모두 합쳐 20kg이나 되는 내장이 횡격막이나 복막, 장간막 등에 매달려 있는 꼴이다.

필자가 말하는 쉬는 행위는 이런 신체의 요소들을 중력으로부터 쉬게 해주는 일을 뜻한다. 시간이 없을 때는 2~3분 정도라도 누워 있자. 이것만으로도 몸이 느끼는 피로 정도가 많이 달라진다.

옛날에는 일하는 틈틈이 꼭 휴식을 취했다. 특히 아침 일찍부터 일이 시작되는 농가에선 나무 그늘에 편한 자세로 휴식을 취하는 '새참 시간'이야말로 빼놓을 수 없는 일과였다.

지금도 스페인이나 그리스에서는 '시에스타', 즉 낮잠 자는 습관이 남아 있다. 시에스타는 생활 습관으로서 사회적으로도 인정받아 오후 1시부터 4시 무렵까지 상점, 기업, 관청 등 많은 기관이 쉬는 시간을 갖는다.

인간의 몸은 아침에 일어나고 밤에 잠자는 일정한 사이클을 규칙적으로 반복하는 습성이 있다. 이 리듬은 체온이나 혈압, 호르몬 분비 등에도 관여하여 건강을 크게 좌우한다. 해외여행을 할 때 컨디션이 나빠지는 것은 시차 부적응에 따른 생체 리듬의 혼란이 주원인이다. '규칙 바른 생활'이라는 말이 있는데, 이는 건강을 위해 매우 중요한 일이다.

인간의 활력 또는 집중력은 오전에 상승하여 정오가 되면 정점에 이른다. 그리고 점심시간이 끝난 후 2~3시에 걸쳐 저하된다. 교통사고는 주의력이 저하되는 바로 이 시간에 많이 발생한다고 한다.

오후 4시가 지나면서 다시 활발해지고 해가 지면 취침을 대비해 다시 저하한다.

이런 요소를 고려하더라도 심신의 긴장감이 떨어지는 오후 2~3
시경에 낮잠을 자는 것은 합리적이라고 하겠다.

목수나 건축업에 종사하는 사람들은 점심 식사가 끝나면 낮잠을
잔다. 이런 일은 대개 아침 일찍 시작하기 때문에 중노동에 속한다.
일의 특성상 위험한 작업도 많아 집중력 저하는 사고로 이어지기 쉽
다. 그래서 낮잠을 통해 몸을 쉬게 하면서 오후의 작업에 대비하는
것이다.

하지만 샐러리맨은 그럴 수가 없다. 낮에 여유로운 휴식을 취할
수 있는 샐러리맨은 극히 드물고, 대부분 식사를 마치기 무섭게 업
무에 매달린다. 늘 긴장 상태를 강요당하고, 한숨 돌릴 틈도 주어지
지 않는 생활이기에 스트레스는 쌓이기만 할 뿐이다.

그러나 일하는 틈틈이 제대로 휴식을 취하는 일은 스트레스 관리
차원에서도 매우 중요하다.

필자에게 최고의 휴식은 온천 여행이다. 필자는 오래전부터 온천
여행을 좋아해서 하코네(箱根)나 닛코(日光) 같은 근교를 비롯해 홋
카이도(北海道)의 깊은 산속이나 세토(瀨戶) 내해의 섬들에 숨겨진
온천까지 다녀온 온천 수만 450여 곳에 달한다.

얼마 전에도 학창 시절의 친구 몇 명과 구사쓰(草津) 온천에 다녀

왔다. 평균 연령 70세의 여행이었다.

구사쓰 온천의 물은 뜨겁다. 땀을 뻘뻘 흘리면서 온천에 몸을 담그면 피로 따위는 저 멀리 날아가버린다. 온천욕을 마치고 나면 기분은 극락에 온 느낌이다. 온천 많은 나라에 태어난 것이 정말 행운이라고 생각한다.

저녁 식사 후, 모두들 부스럭거리며 가방을 뒤지기 시작한다. 일제히 뭘 찾는 것일까? 가방 속에서 나온 것은 약이다. 혈압약, 콜레스테롤 약, 요산이나 심장약 등 평균 대여섯 종이 되고 어떤 친구는 열 종 이상의 약을 복용하고 있었다.

언제나처럼 약 이야기를 하고, 앓고 있는 병 자랑을 늘어놓더니, 급기야는 "죽을 때를 대비해 자기 묘를 사두었다", "장례식용 사진을 찍어놨다" 하는 이야기로 모두들 푹 가라앉은 분위기가 되었다.

대체로 생활습관병과 관련된 약은 죽을 때까지 계속해서 먹어야하는 경우가 많다. 여기에 드는 의료비나 약값 또한 쌓이면 제법 큰지출로 이어진다. 예를 들어 한 달 동안 진료를 받는 데 2만 5000원이 든다면, 연간 30만 원이다. 10년이면 300만 원. 여기에 각종 검진을 받는 것까지 더하면 비용은 더 들 것이다.

고혈압, 고콜레스테롤, 동맥경화, 골다공증, 당뇨병, 암, 뇌졸중…….

고혈압은 병이 아니다

발병에 대한 불안은 끝이 없다. 걱정하면 할수록 의료비는 눈덩이처럼 커져만 간다.

그럴 바에야 차라리 스트레스를 줄이는 데 돈을 쓰는 게 어떨까?

혈압 걱정 하나만 안 해도 꽤 많은 의료비를 줄일 수 있다. 한평생이라면 1000만 원은 가볍게 넘을 것이다.

그 돈으로 여행을 가서 푹 쉬거나 아름다운 경치를 본다면 기분이 얼마나 상쾌해지겠는가? 그 밖에도 코믹 연극을 관람하며 마음껏 웃어보거나, 멋진 옷을 입고 맛있는 음식을 먹으러 가는 등 스트레스 해소나 생각이 긍정적으로 바뀌는 쪽으로 돈을 쓴다면 훨씬 현명한 선택이 아닐까?

혈압 걱정은
깨끗이 잊어라!

필자가 고혈압을 걱정하지 말라고 한 것은 2000년 무렵부터다. 그때까지는 필자도 다른 의사와 마찬가지로 '고혈압은 위험하므로 혈압이 높은 사람은 혈압약을 먹어야 한다'는 고정관념에 사로잡혀 있었다.

그러던 어느 날, 나이 50쯤 되어 보이는 뇌경색 환자가 부인 손에 이끌려 진찰실을 찾아왔다. 환자는 야윌 대로 야위고, 걸음걸이도 비틀거렸다. 들어보니, 뇌경색 후유증으로 몸 오른쪽에 마비가 왔다고 한다. 그래서 물었다. "혈압약을 먹지 않았나요?"

그러자 "원래부터 혈압이 높아서 몇 년 전부터 먹었어요"라는 대답이 돌아왔다.

혈압약을 먹었는데 왜 뇌경색을 일으켰을까? 필자는 이해할 수 없었다. 혈압약을 먹으면 뇌경색은 발생하지 않는다고 철석같이 믿고 있었기 때문이다.

그런데 어쩐 일인지 그해에만 같은 환자가 몇 명이나 찾아왔다. 필자는 의아한 마음에 연구서나 논문 등 다양한 자료를 조사해보았다. 그리고 의혹을 품게 되었다.

의혹을 품는 데 결정적인 역할을 한 것이 제2장에서 소개한 "혈압약을 먹은 사람이 먹지 않은 사람과 비교했을 때 뇌경색 발병률이 두 배에 이른다"는 오구시 요이치의 연구였다.

필자는 정신이 확 깨는 듯했다. 혈압약을 '먹었는데'가 아니라 '먹었기 때문에' 뇌경색을 일으킨 것이다.

고혈압은 병이 아니다. 그런데도 그것을 무리하게 약으로 내리면 중병에 걸리는 것은 당연하다.

또 병에 걸리지도 않았는데 병에 걸렸다고 하면 인간은 부정적인 생각에 빠지고 만다. 그 부정적인 생각이 스트레스가 되어 큰 병을 부른다.

병을 너무 무서워한 나머지 오히려 병을 부르는, 웃지 못할 일을 필자는 매일 환자들을 진찰하면서 뼈저리게 느낀다.

사람의 몸은 약하지 않다. 강하다. 게다가 그 어떤 치료나 약보다도 더 현명하게 스스로를 조절한다.

마지막으로 필자의 생각을 한마디로 정리하겠다. 부디 마음에 담고 실천해주기 바란다.

"혈압 걱정일랑 깨끗이 잊으십시오. 그러면 몸도 마음도 건강해집니다."

이 책을 읽고
어머니의 혈압약을 줄었다!

"부와 명예보다 건강이 우선이다"라는 말은 부연 설명이 필요 없는 명백한 진실임을 우리는 잘 알고 있다. 먹고사는 데 급급했던 한 세대 전에는 암과 같은 큰 병 걱정을 많이 한 반면, 먹고사는 문제가 어느 정도 해결된 지금은 오히려 잔병에 더 많이 신경 쓰고 지출 비용도 더 커진 듯싶다.

실제로 과거 몇 년 동안 가장 많이 팔린 약을 조사해보니, 고혈압과 관련된 약품이 1위를 차지했다. 단일 약품으로는 고지혈증 관련 의약품이 1위를 차지한 해도 있지만, 복수 의약품의 판매액을 더해보면 1위는 역시 고혈압 관련 의약품이다.

이 책은 일본의 의사가 일본의 실상을 폭로한 내용이다. 우리나라에선 그런 일이 일어나지 않았을 것이라고 생각할 수도 있다. 하지만 똑같은 기대를 했던 역자가 혹시나 하는 마음에 조사해본 결과는 우리나라도 일본의 현실과 크게 다르지 않다는 사실이었다.

역자는 왜 굳이 우리나라의 의약품 판매 실적을 조사해보았을까? 이유는 순전히 개인적인 것인데, 역자의 어머니가 10년 넘게 혈압약을 복용하고 있기 때문이다.

이 책을 번역하는 과정에서 역자의 어머니가 혈압약을 복용한 지꽤 오래되었고, 불과 1년 전을 포함해 몇 년 전에도 방 안에서 쓰러진 사실을 기억해내게 되었다. 당시 어머니의 말에 의하면, 누워 있다가 일어섰는데 갑자기 멍해지면서 몸을 가누지 못하고 쓰러졌다는 것이다. 이 책 중간쯤에 '기립성 저혈압'과 관련된 내용이 나오는데, 그 지점을 읽을 때 당시의 기억이 머리를 스치고 지나갔다.

번역을 마무리한 후, 이 책의 내용이 매우 신뢰할 만한 내용을 근거로 작성되었음을 알게 되었다. 그래서 역자는 어머니와 상의한 끝에 혈압약 복용을 줄여보기로 했다. 사실 혈압약을 완전히 끊게 하는 것은 불안했다. 복용하던 약을 단번에 끊어버리면 그 또한 위험할 수도 있겠다는 생각 때문이다. 그래서 하루에 한 알 복용하던 것을 반 알로 줄였다. 대신 무리하지 않는 선에서 걷기와 맨손 운동을 꾸준히 하시라고 당부했다.

그로부터 약 3개월이 지난 지금은 일주일에 두 번만 먹고, 한 번 먹을 때 반 알씩으로 줄였다. 그런데 아직까지 이상 증상은 없다. 수축기 혈압이 약간 올라간 것 외에는 달리 큰 불편을 못 느낀다고 한다. 혈압이 약간 올라간 것은 이 책의 저자가 소개한 '가령 현상'으로 이해하기로 했다.

내년이면 팔순이 되기 때문에 매우 조심스러운 것도 사실이다. 그리고 혈압약을 줄이는 과정에서 작은 부작용이 생겼다. 그것은 다름 아니라, 혈압에 좀 더 신경을 많이 쓰게 되었다는 것이다. 이 책에서 저자는 혈압에 신경 쓰면 스트레스가 생겨 안 좋다고 했는데, 10년 이상 먹던 약을 줄이는 과정에서 혹시 모를 일 때문에 더 많이 신경 쓰게 되는 건 사실이다. 그래도 혈압약을 먹음으로써 발생할 가능성이 있다는 암, 뇌경색, 치매 등을 생각하면 조금 걱정되더라도 혈압약 복용을 가능한 한 줄여보는 것이 옳겠다는 생각이다.

사실 역자 후기를 쓰면서 이처럼 개인적인 이야기에 많은 양을 할애해보기는 처음이다. 이렇게까지 개인적인 이야기를 하는 이유는 이 책의 내용이 그만큼 공감할 수 있고, 신뢰할 수 있는 내용을 담고 있다는 뜻으로 받아주었으면 하는 바람에서다.

이 책에는 고혈압 외에도 뇌출혈, 뇌경색, 암, 치매, 고지혈증, 생활습관병, 소금 섭취량, 콜레스테롤, 대사증후군, 걸쭉한 혈액, 심근경색, 내 몸에 좋은 음식, 장수하는 법, 건강 보조제 등의 내용이 들어 있다. 암처럼 입원과 수술을 해야 하는 중대 질병도 있지만, 대부분 일상생활 속에서 약이나 건강 보조제로 개선하기에 그치는 잔병과 관련된 것들이다.

이 책의 저자는 이와 관련된 대부분의 정보들이 의학적인 근거가 없는데도, 제약회사나 기타 관련 기관의 이익 때문에 의도적으로 조작하거나 잘못된 정보를 광고에 이용함으로써 막대한 이익을 챙기는 사례를 들며 이를 논리적으로 반박한다. 그리고 이런 쓸데없는 일을 걱정하고 거기에 비용을 지출하는 데서 오는 스트레스 때문에 오히려 심리적, 육체적 건강을 해치게 되는 악폐를 근절해야 한다고 주장한다.

"환자에게 이익이 된다고 생각되는 섭생의 법칙을 지킬 것이며, 심신에 해를 주는 어떠한 것들도 멀리하겠노라"고 한 히포크라테스의 선서처럼, 상술을 위해서가 아니라 진정한 인류의 건강을 위해서만 의료 기술이 쓰이기를 기대한다.

서승철

고혈압은 병이 아니다

초판 1쇄 발행 | 2015년 7월 27일
초판 13쇄 발행 | 2025년 1월 7일

지은이 | 마쓰모토 미쓰마사
옮긴이 | 서승철
발행인 | 김태진 · 승영란
편집주간 | 김태정
디자인 | 여상우
마케팅 | 함송이
경영지원 | 이보혜
출력 | 블루엔
인쇄 | 다라니인쇄
제본 | 경문제책사
펴낸곳 | 에디터
주소 | 서울특별시 마포구 만리재로 80 예담빌딩 6층
문의 | 02-753-2700, 2778 FAX 02-753-2779
등록 | 1991년 6월 18일 제313-1991-74호

값 12,000원
ISBN 978-89-6744-097-8 03510